AuJA

Autismus akzeptieren und Handeln

EIN LEITFADEN

VON ELTERN FÜR ELTERN

von Christiane & Deniz Döhler

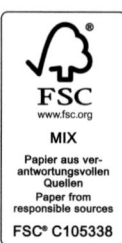

Impressum

AuJA – Autismus akzeptieren und Handeln
Ein Leitfaden von Eltern für Eltern
von Christiane und Deniz Döhler

3. deutsche Ausgabe 2014
ISBN 9783735792914
Herstellung und Verlag: BoD – Books on Demand, Norderstedt

Herausgeber:
AuJA Spielräume gUG (haftungsbeschränkt), Erich-Weinert-Str. 27, 10439 Berlin (Germany)
Tel.: +49 (0)30 43 20 39 00
E-Mail: info@AuJA.org
www.AuJA.org

Gestaltung und Satz: Mirko Fichtner, www.macrone.de

Bildnachweise: Fotos „Umschlag" und „Dankeschön" mit freundlicher Genehmigung von Markus Wächter (2009), alle anderen Fotos sind Privateigentum der Familie Döhler. Der Abdruck in diesem Buch erfolgt nach deren Genehmigung, die Eigentumsrechte bleiben unberührt.

Bibliografische Information der Deutschen Nationalbibliothek: Die Deutsche Nationalbibliothek verzeichnet diese Publikation in der Deutschen Nationalbibliografie; detaillierte bibliografische Daten sind im Internet über www.dnb.de abrufbar.

Inhaltsverzeichnis

Vorwort

Christiane und Deniz Döhler haben als Eltern ihres autistischen Sohns Luka diesen wichtigen und informativen Leitfaden geschrieben. Eltern von Kindern mit Autismus sollten ihn wegen der Hoffnung lesen, die die mehr als erzählenswerte Geschichte der Familie im Umgang mit dem Syndrom vermittelt.

Autismus ist durch Beeinträchtigungen in der sozialen Interaktion und Kommunikation sowie durch eng umgrenzte, sich wiederholende Muster von Verhaltensweisen und Interessen definiert. Eine verzögerte Sprachentwicklung und ein beeinträchtigtes Verständnis und die teilweise fehlende Verwendung von non-verbalen sozialen Signalen wie Blickkontakt und emotionaler Geschichtsausdruck gehören zu den am frühsten und deutlichsten beobachtbaren Besonderheiten.

Christiane und Deniz Döhler sind Improvisationstheaterschauspieler und somit Kommunikationsexperten. Es erschien ihnen zunächst als Absurdität des Schicksals, dass sie mit der Diagnose Autismus für ihren noch nicht einmal zwei Jahre alten Sohn Luka konfrontiert wurden. Sollte dies doch heißen, dass ihr Sohn nicht kommunizieren würde und ihm ein Leben lang die Spielarten sozialer Interaktion ein Rätsel bleiben würden. Aber gerade diese Konstellation stellte sich als glücklicher Umstand heraus. Christiane und Deniz Döhler machten aus der Not eine Tugend, indem sie ihre Fähigkeiten des Improvisationstheaters einsetzten, um ein Programm zur Förderung sozialer Kompetenz für ihren Sohn Luka zu entwerfen. Nach Jahren intensiver Arbeit trägt das Programm Früchte, so dass sich aus dem nichtsprachlichen Luka ein Junge entwickelte, der soziale Interaktion initiiert und die Regelschule besucht.

Im Mittelpunkt des Programms der Döhlers steht das „Au ja!": die liebende Akzeptanz der Eigenarten des Kindes mit Autismus in all seinen Facetten. Diese optimistische innere Haltung, der Wille, das Kind großartig zu finden, dringt durch die Zeilen des Buches. Entsprechend dieser Haltung ist ein Kernelement des Programms, dass Eltern die autistische Welt ihrer Kinder betreten und alles mitspielen, was das Kind vorgibt. Durch dieses Annehmen von Impulsen, dem AuJA-Element, wird eine Vertrauensbasis geschaffen, die in der Folge mehr und mehr Interaktion im gemeinsamen Spiel erzeugt. Für ähnliche, so genannte Kind-initiierte Interventionen wie das in den USA entwickelte Son-Rise® Programm, gibt es erste positive wissenschaftliche Befunde zur Effektivität.

Die Döhlers entdeckten durch das Mitmachen bei den Spielen Lukas, was auch ich im Rahmen meiner langjährigen klinischen- und Forschungstätigkeit nur durch mein Mich-Einlassen auf Menschen mit Autismus erfahren konnte: Autisten nehmen die Welt auf ihre eigene, Sinn machende Weise wahr. Die jedoch bringt sie oft in Konflikte mit der konventionellen, mehrheitlichen Art des Denkens und Verhaltens neurotypischer, d.h. nicht-autistischer Menschen. Das heißt, Autismus wird auch dadurch zur Störung, dass die Besonderheiten einer autistischen Minderheit nicht genügend Be-Rücksicht-igung erfahren und damit keinen Platz haben in unserer Welt. Wir haben es als neurotypische Eltern, Geschwister, Fachkräfte und Mitbürger in der Hand, eine Welt zu schaffen, in der autistisches Verhalten zählt und tonangebend sein kann. Eine Einladung an autistische Menschen zur Teilhabe an der konventionellen Welt der Neurotypischen kann nur so erfolgreich sein, auch dafür steht die Geschichte der Döhlers.

Die Lektüre dieses Buches macht klar, dass Eltern, die mit der Diagnose Autismus für Ihre Kinder konfrontiert werden, einen langen Atem brauchen. Mit bewundernswertem und manchmal übermenschlich anmutendem Elan gelingt es Chistiane und Deniz Döhler, das Spielraumprogramm für ihren Sohn aufzubauen. Dabei waren jahrelang viele zunächst fremde Mensche als ehrenamtliche Helfer eingebunden.

Eine Stärke dieses Buchs liegt darin, dass es mit klarer Sprache auf den Punkt kommt und dabei trotzdem anschaulich geschrieben und reich an Beispielen ist. Informationen und Empfehlungen zur Diagnosestellung eröffnen den Leitfaden. Das anschließende Kapitel zur wichtigen inneren Haltung setzt den Rahmen für alle folgenden Kapitel. Eine Beschreibung des Spielraumprogramms folgt in Punkt 3, wobei die hierfür zentrale Stellung der Berücksichtigung der Motivation des autistischen Kindes durch Punkt 4 abgedeckt wird. Im anschließenden Kapitel 5 geben sie wertvolle Tipps zur Nutzung von Ressourcen jenseits von Krankenkassen und Jugendämtern, die für die Umsetzung des Spielraumprogramms nötig sein können. Der Leitfaden schließt mit einem Kapitel darüber, wie sich Eltern Freiräume schaffen und auch für sich selbst sorgen können. Hier geben die Eltern von Luka die wichtige Erkenntnis weiter, dass nur ein Mensch, der für die eigenen Bedürfnisse gesorgt hat, emotional verfügbar für seine Umwelt ist.

Ich wünsche jedem Kind mit Autismus Eltern wie Christiane und Deniz Döhler. Was kann es Besseres geben für ein Kind – ob mit oder ohne Autismus – als Eltern, die es mit Hingebung lieben, annehmen und fördern. Dieser Leitfaden liefert wichtige Informationen, wie man solch innere Haltung entwickeln kann und diese in Handlungen zum Wohle des Kindes umsetzt. Er wird Angehörigen ein wertvoller Kompass sein.

Berlin, Juni 2013

PD Dr. rer. nat. Isabel Dziobek
Freie Universität Berlin

Einleitung

Familien, die mit dem Thema Autismus konfrontiert sind, sind als gesamtes System betroffen und müssen tagtäglich eine Vielfalt von Herausforderungen meistern. Unser Leitfaden stellt daher nicht nur eine Methode zur Förderung sozialer Kompetenzen vor, sondern soll darüber hinaus verdeutlichen, wie wichtig eine systemische Herangehensweise ist. In der Arbeit mit Familien widmen wir einen großen Teil unserer Zeit den Eltern. Denn sie sind es, die für die eigene Familiensituation dauerhaft gangbare Lösungswege finden müssen: im Spielraum genauso wie im Alltag. Der Leitfaden kann als begleitende Stütze im Alltag nützlich sein, natürlich ersetzt die alleinige Lektüre kein praktisches Training! Weiterführende Hinweise hierzu finden Sie in jedem Kapitel.

Dieser Leitfaden ist in erster Linie für Eltern gedacht, aber unsere Informationen sind für alle Menschen dienlich, die sich mit dem Thema Autismus auseinandersetzen und Methoden zur Förderung sozialer Kompetenzen kennen lernen möchten:

- Eltern, die ein Programm für ihr eigenes Kind suchen
- Therapeuten, Ärzte
- Mitarbeiter des Jugendamtes oder einer Krankenkasse, die Betroffenen ein Interventionsprogramm empfehlen oder über Alternativen informieren wollen
- Menschen, die ein solches Programm unterstützen oder etablieren wollen
- Familie, Freunde
- (ehrenamtliche) Helfer oder Sponsoren

Unser Leitfaden basiert auf Erfahrungswerten

a) als Spiel- und Theaterpädagogen

Unser berufliches Zuhause ist das Improvisationstheater. Wir arbeiten nicht nur in Brennpunktbezirken, Maßnahmen, Behindertenwerkstätten, Ergo- und Psychotherapiepraxen spielpädagogisch mit Kindern, Jugendlichen und Erwachsenen, sondern auch in der Lehrerweiterbildung, in Wirtschafts- und sozialen Unternehmen und an allgemeinbildenden Schulen, wo alle möglichen Verhaltensprobleme vertreten sind: ADS, ADHS, Borderline, Asperger, Autismus, Lernstörungen, Depression, Burn-Out, Phobien oder die ganz normalen undiagnostizierten, angestrengten Menschen. Im Laufe unserer jahrzehntelangen Arbeit mit Menschen aus den unterschiedlichsten Kontexten entwickelte sich unsere Spezialisierung auf die Förderung sozialer Kompetenzen, Flexibilität, gewaltfreier Kommunikation, Kreativität und eines konstruktiven Umgangs mit gruppendynamischen Prozessen auf der Basis des Improvisationstheaters.

b) als Eltern eines Autisten

Unsere Suche nach einem Förderprogramm, das unserem eigenen Wertesystem entsprach (ein liebevoller, akzeptierender Umgang miteinander, im Dialog voneinander lernend, systemisch, ganzheitlich), führte uns nach Holland, England und in die USA. In Deutschland waren wir nicht fündig geworden.

Diese Erfahrungen machen wir über unsere gemeinnützige Unternehmensgesellschaft AuJA Spielräume gUG (haftungsbeschränkt) anderen zugänglich. Hinter jedem Fall von Autismus verbirgt sich eine Leidensgeschichte, die die Beteiligten an ihre Grenzen führt, und die oft in einer Sackgasse endet. Unser Wunsch ist es, dass Eltern schneller und mit weniger Aufwand ihren Kindern helfen können.

Wie alles begann

Luka ließ sich stillen, nahm aber sonst nichts in den Mund. Wir durften ihn nicht im Gesicht berühren. Er lehnte es ab, mit einem Löffel gefüttert zu werden. Das Abstillen war langwierig und sehr schwierig. Schließlich verweigerte er Beikost gänzlich und mit knapp einem Jahr wog er weniger als 7 Kilo und erhielt seine erste Diagnose: unterernährt.

Er spielte nicht wie andere Kinder, sondern ließ Objekte, wie beispielsweise eine Schüssel, stundenlang kreiseln. In Gegenwart von gleichaltrigen Kindern wirkte er verloren, bewegte sich entweder gar nicht vom Fleck oder weinte, wenn es ihm zu laut wurde. Irgendwann fing er an, die Kinder in seiner Krabbelgruppe ins Gesicht zu kneifen. Keine pädagogische Herangehensweise half, dieses Verhalten zu korrigieren. Wir begannen, den Kontakt mit gleichaltrigen Kindern zu vermeiden.

Im Alter von 19 Monaten hatte Luka keinen Zugang zu Sprache, nicht einmal auf seinen Namen reagierte er, geschweige denn sprach er. Er zeigte nicht auf Gegenstände, um etwas zu bekommen, sein Blickkontakt war unvollständig und Luka hatte kein Gefühl für Gefahr.
In dem Maße, wie Luka „sonderbarer" wurde, gestaltete sich unser Familienleben anstrengender. Mit 22 Monaten wurde „dringender Verdacht auf frühkindlichen Autismus" diagnostiziert.

Unsere Probleme hatten einen Namen bekommen, damit wurden wir handlungsfähig und begannen unsere Recherche zum Thema Autismus. Ergebnis: Wir als Kommunikationsexperten und Trainer für Interaktion sollten ein Kind bekommen haben, dem unsere gelebte Realität verschlossen sein sollte?

Zunächst hielten wir das für einen schlechten Witz –
da waren wir in unserer Wut.

Dann begannen wir dem Glauben zu schenken, was wir überwiegend lasen und hörten (man kann wenig tun) –
da wurden wir „realistisch" ... und depressiv.

Schließlich hörten und lasen wir immer mehr aus internationalen Quellen (man kann eine Menge tun), erinnerten uns daran, dass wir von Beruf eigentlich „Querdenker" sind –
da waren wir wieder motivierte und entschlossene Optimisten.

Unsere Suche nach Antworten und praktikablen Lösungen führte uns weit über die Grenzen Deutschlands hinaus. Was wir in Seminaren in den USA, Holland und England lernten, stellen wir in diesem Leitfaden auszugsweise vor. Die Resultate unserer Herangehensweise sprechen für sich – die Entwicklung unseres Kindes allein von 2007 bis 2011 war atemberaubend:

Luka erlernte das Kauen. Er aß und trank selbständig all das, was auch wir zu uns nahmen. Körpergröße und Gewicht waren altersgerecht. Er zog sich selbständig an und aus. Er putzte sich die Zähne und ging auf die Toilette. Er schlief durch. Er hielt Blickkontakt. Seine Sprachentwicklung war altersgemäß. Er suchte von sich aus Kontakt zu Erwachsenen und Kindern. Er forderte Körperkontakt ein. Die Interaktionsspanne beim Spielen war altersgerecht. Er entwickelte ein Ich-Bewusstsein und sprach von sich selbst in der 1. Person.

In 2012 wurde Luka eingeschult. Er benötigte nur zwei Monate, dann konnte er Gruppensituationen gut aushalten. Er lernt gerne und eigenständig. Luka ist ein spontaner, ehrgeiziger, lebensfroher und humorvoller Junge auf dem Weg in die Unabhängigkeit.

Christiane und Deniz Döhler

1 DIAGNOSE

Lassen Sie Ihr Kind, wenn noch nicht geschehen, diagnostizieren!

Selbst mit einer Verdachtsdiagnose haben Sie Anspruch auf verschiedene Leistungen. Je nachdem in welchem Bundesland Sie wohnen, können sich diese unterscheiden, auch bei den Zuständigkeiten der Ämter.

Hilfeleistungen

Hier einige Hilfeleistungen, auf die Sie Anspruch haben könnten,

a) seitens Ihrer Kranken-/Pflegekasse:

☐ zwischen 120,- € und 700,- € Pflegegeld monatlich – je nach Einstufung (Stand 2013)

☐ Leistungserstattungen für bestimmte Pflegemittel (z. B. Windeln und weitere Inkontinenzmaterialien, Binden, Mull etc.)

☐ Recht auf Pflegepersonal im Krankheitsfalle und auch bei Verhinderung aufgrund von Beruf oder Urlaub

☐ im Urlaub Übernahme/Absetzbarkeit von Reise-, Unterbringungs- und Verpflegungskosten für eine Begleitperson für ihr autistisches Kind

☐ Zusätzliche Betreuungsleistungen nach § 45b des SGB XI (je nach Einstufung im Wert von 100,- / 200,- € monatlich, Stand 2012)

☐ Mutter-Kind-Kur bzw. Vater-Kind-Kur

b) seitens der Behörden:

☐ Einzelfallhilfe in Form einer Einzelfallhelferin oder wie in unserem Falle ein sog. „Persönliches Budget" (nicht in allen Bundesländern) zur Frühförderung / zur Eingliederungshilfe Ihres Kindes

☐ bei der Einkommensteuererklärung können zusätzliche Aufwendungen (bis zu 5000,- €) für Therapieausgaben geltend gemacht werden

☐ Schwerbehindertenausweis (für Begleitperson kostenlose Nutzung im öffentlichen Nahverkehr, freier Eintritt in Schwimmbad, Zoo etc.)

Zwischen Antragstellung und Gewährung der Leistungen kann viel Zeit vergehen.

Ohne Diagnose kein Anspruch auf Unterstützung

Das Pflegegeld wird rückwirkend zur Diagnose gezahlt. In einigen Fällen wird sogar noch weiter zurückdatiert, wenn man davon ausgeht, dass der Autismus seit der Geburt besteht. Ausschlaggebend sind entweder das Datum des Erstantrags oder des Vorstelligwerdens beim SPZ (Sozialpädiatrisches Zentrum), Autismus-Center, Amtsarzt etc. **Deswegen ist es vorteilhaft, alle Anträge so früh wie möglich zu stellen.**

Diese Unterstützungssummen helfen Ihnen dabei, ein umfangreiches Förderprogramm zu finanzieren. Wir etablierten innerhalb kurzer Zeit ein Vollzeitförderprogramm von bis zu 60 Stunden Spielraumförderung wöchentlich.

Umgang mit Ämtern und Kassen

Vielleicht werden Sie im ersten Anlauf abgewiesen bzw. Ihr Antrag wird abgelehnt. Falls das geschehen sollte: Bleiben sie ruhig, höflich und vor allem: **Legen Sie stets innerhalb von 14 Tagen schriftlichen Widerspruch ein**, verlangen Sie Begründungen in schriftlicher Form. Nehmen Sie nichts persönlich. Die jeweiligen Sachbearbeiter machen Ihren Job, sind Teil einer Maschinerie und befolgen Anweisungen. Auch wenn wir manche Paragraphen nicht mögen, oder Amtswege für uns nicht nachvollziehbar sind, so können wir mit einer wohlwollenden positiven Grundhaltung mehr erreichen als mit Wut oder Druck.

Sofern Sachbearbeiter beim Erstkontakt mit uns genervt reagierten, bekamen sie mit der Zeit mit, dass wir sie immer nett und freundlich behandelten, den Humor in der Sache sahen und immer genau formulierten, was wir wollten und warum. Und vor allem blieben wir dran. Wie wir zu einer positiven Einstellung gegenüber Behörden, Sachbearbeitern und Ärzten gelangten, war und ist ein Prozess, den wir Ihnen im ● „Innere Haltung" vorstellen. Dort erläutern wir, was Sie selbst tun können, um diese innere positive Grundeinstellung zu kultivieren.

Umgang mit Ärzten

Im Umgang mit diagnostizierenden Ärzten ist es hilfreich, wenn Sie als Eltern zunächst ihre Vermutungen möglichst genau erläutern. Begründen Sie, warum Ihnen die Diagnose so wichtig ist. Lassen Sie anschließend genügend Raum für die Meinung des Experten. Im Internet findet man Fragebögen, die können im Vorfeld in Ruhe zu Hause ausgefüllt und dann dem Arzt vorgelegt werden, das entlastet das Gespräch.

Sofern Ärzte zurückhaltend reagieren, begegnen Sie diesen entschlossen und widersprechen Sie geäußerten Bedenken:

„Es ist noch zu früh, um etwas Genaues zu sagen.“
→ In den USA kann man mittlerweile im ersten Lebensjahr eine Verdachtsdiagnose auf Autismus stellen.

„Man will die Eltern nicht unnötig belasten.“
→ Wir haben ein Recht auf alle Informationen, zumal wir erst mit einer Diagnose rechtlich Ansprüche auf eine entsprechende Unterstützung geltend machen können.

„Man kann da eh nicht viel machen, und das Wenige, das man erreichen kann, wird sehr schwierig und langsam im Prozess sein.“
→ Diagnosen sind hilfreich, Prognosen sind es nicht. Niemand weiß, wie schnell oder langsam, bzw. in welchem Umfang ein Kind Fortschritte machen wird.

„Die Eltern sind das Problem, d. h. entweder sind Eltern übertrieben besorgt, oder aber sie ziehen zu wenige Grenzen gegenüber dem Kind.“
→ Eltern verbringen vergleichsweise viel Zeit mit ihrem Kind. Sie beobachten es kontinuierlich in verschiedenen Alltagssituationen, deshalb sind sie die Ersten, die Auffälligkeiten bemerken.

„Man will die Eltern vor einer (unnötigen) Depression bewahren."
→ Unwissenheit schützt vor Depression? Fehlendes Wissen ist vielmehr
ein fruchtbarer (und furchtbarer) Boden für Depressionen. Die Auffälligkeiten von Kindern mit Autismus und die damit einhergehenden Herausforderungen im Alltag verschwinden nicht, wenn die Benennung
verschwiegen wird...

Die Diagnose „Autismus" weckt auch bei Vertretern des Gesundheitswesens
häufig vorwiegend negative Reaktionen, die auf Überzeugungen basieren, welche durch Ängste und Befürchtungen geprägt sind. In diesem Buch wird dafür
die Bezeichnung „Glaubenssätze" verwendet. Die innere Haltung und das dar-
aus resultierende Verhalten richtet sich nach solchen Glaubenssätzen aus: Wer
sagt „Man kann eben wenig tun", wird eher passiv bleiben, wohingegen jemand
mit der Überzeugung „Man kann viel tun" sich der Aufgabe stellen wird.

Man kann davon ausgehen, dass der Arzt immer das Beste für Kind und Eltern
im Sinn hat, allerdings basierend auf seinem persönlichen Wissensstand. Die
Annahmen zum Thema Autismus ändern sich (weltweit betrachtet) rasant.

So glaubte man z. B. früher, die Gefühlskälte der Mutter sei der Grund für den Autismus des Kindes (Kühlschrankmutter). Heutzutage würde sich kein Arzt mehr
so äußern. Niemand kann heute sagen, welche aktuellen Annahmen, seien sie
auch noch so wissenschaftlich, morgen schon nicht mehr haltbar sein werden.

Kein Arzt ist daran interessiert, Eltern unnötig leiden zu sehen. Davon sind wir
überzeugt! Aber es ist ein Unterschied, jemanden an der Seite zu haben, der
einem „keine falschen Hoffnungen" machen möchte, oder einen optimistischen
Arzt, der liebevoll das Credo vertritt, „nur weil wir jetzt noch nicht den Schlüssel
zur Lösung des Problems in den Händen halten, heißt das nicht, dass wir ihn
nie haben werden."

Sie haben ein besonderes Kind – Sie wollen einen besonderen Arzt an Ihrer Seite!

Der Mensch, der Sie wahrscheinlich über einen längeren Zeitraum mit ärztlichem Rat begleitet, sollte mit Ihnen die folgenden Glaubenssätze teilen:

Hoffnung gibt Kraft. An Hoffnung kann nichts falsch sein.

Niemand muss mit den Eltern leiden, um Empathie zu zeigen.

Niemand muss unglücklich sein, um (besser) handeln zu können.

Eltern sind die Experten für ihr eigenes Kind.

Was Sie nicht gebrauchen können, ist jemand, der Ihnen noch zusätzlich Steine in den Weg legt und Sie „klein redet". Manchmal reagieren Ärzte unerwartet vehement.

Für uns war es nicht überraschend im Nachhinein zu hören, dass diese Ärzte entweder ein eigenes Kind mit Behinderung hatten, oder dass wir sie an andere Patienten mit nicht so glücklichem Verlauf erinnerten. Ist die vorherrschende Emotion bei Ihrem Arzt Angst, arbeitet er mit Druck. Übt der Arzt Druck aus, darf man sich höflich verabschieden und einen anderen Arzt suchen. Auch ist ein Wechsel angezeigt, wenn der Arzt keine Diagnose stellen will. Diese Suche kann mühsam sein, aber das Ziel, eine tragfähige Diagnose zu erhalten, führt u. U. durch mehrere Arztpraxen.

Erinnern Sie sich einfach daran, dass es Ihr Ziel ist, eine Diagnose zu erhalten – verschwenden Sie nicht Ihre Zeit mit Diskussionen, wo die Fronten eigentlich schon klar sind.

Kinderarzt I   1. Besuch

Wir: *„Unser Kind lässt sich nicht mit dem Löffelchen füttern."*

Arzt: *„Ihr Kind braucht jetzt aber andere Kost, die Muttermilch reicht nicht mehr aus!"*

Wir: *„Wir sind an Bord! Wir sind hier, weil wir wissen wollen, wie wir das schaffen sollen."*

Arzt: *„Füttern Sie ihn zuerst mit Milch, dann mit Karottenbrei, dann ..."*

Wir: *„Vielleicht waren wir vorhin nicht ganz deutlich, UNSER KIND AKZEPTIERT KEINEN LÖFFEL, KEIN GLÄSCHEN, KEINEN NUCKEL oder irgendetwas anderes im Mund als seine eigene Unterlippe oder die Brust."*

Wir: ... Pause ...

Arzt: *„Aber Ihr Kind muss essen!"*

Wir verließen die Praxis, ohne über das WIE einen Deut schlauer geworden zu sein. Dafür aber um ein Vielfaches besorgter.

4 Wochen später   2. Besuch

Es war die Vorsorgeuntersuchung U6 und wir waren mit dem Thema „Abstillen" keinen Schritt weiter.

Wir: *„Wir wissen nicht mehr, was wir machen sollen!"*

Die Antwort war eine Variante von „Ihr Kind braucht jetzt andere Nahrung."

Wir: *„Was sollen wir machen? Physische Gewalt anwenden?"*

Arzt: *„Natürlich nicht, aber wenn Ihr Kind nicht zunimmt, müssen wir es in eine Klinik zur Zwangsernährung einweisen lassen."*

Unser Kind wurde mit Untergewicht diagnostiziert. Jetzt sollten wir alle 14 Tage zur Kontrolle kommen. Wir hatten immer noch keine gangbaren Vorschläge zur Lösung für das Problem – dafür aber Angst, dass unser Kind stirbt.

– WIR WECHSELTEN DEN ARZT –

Kinderärztin II   1. Besuch

Inzwischen ließ sich Luka mit dem Löffelchen füttern. Er war aber noch immer kleinwüchsig und ein Leichtgewicht.

Arzt: *„Machen Sie sich keine Sorgen, ich orientiere mich an Somatogrammen außerhalb des Kinderuntersuchungsheftes. Diese sind detaillierter. Lege ich diese als Richtlinien zugrunde, ist Luka darin immer noch erfasst. Nehmen Sie zusätzlich täglich von diesen Tropfen."*

Sie gab ein Fläschchen mit Mineralien als Nahrungsergänzungsmittel mit. Wir waren glücklich.

In der Krabbelgruppe:

Die Leiterin von Lukas Krabbelgruppe fand unser Kind erst ungewöhnlich („*... aber schließlich ist jedes Kind ja irgendwie einzigartig"*), dann aber immer auffälliger („*...habt ihr schon einmal einen Hörtest machen lassen?"*). Letztendlich riet sie uns, eine Expertin für Entwicklungsverzögerungen aufzusuchen.

Als wir beschlossen, unseren Sohn zum Schutz der anderen Kinder von der Krabbelgruppe abzumelden, war uns klar, dass wir diesen Schritt nicht länger hinauszögern konnten.

Kinderärztin II   2. Besuch

Wir: *„Luka verhält sich auffällig, wir hätten gerne eine Überweisung zu
        dieser Expertin."*

Arzt: *„Ja, Ihr Kind ist in der Entwicklung hinterher – wir fangen mit einer
        Therapie nach Bobath an."*

Wir lehnten dankend ab und machten eigenständig einen Termin mit der Thera-
peutin, welche unsere Krabbelgruppenleiterin empfohlen hatte.
Monika Aly (Kinderphysiotherapeutin und Vorsitzende der Pikler Gesellschaft
Berlin e. V.) ließ sich viel Zeit zum Beobachten von Luka und stellte uns zu dem,
was sie sah, einfach nur Fragen. Im abschließenden Gespräch bei unserem
zweiten Besuch, ließ Frau Aly die „Bombe platzen", indem sie fragte, was wir
davon hielten, dass Luka Autismus hat?

Kinderärztin II   3. Besuch

Wir erzählten der Kinderärztin vom geäußerten Verdacht: *„Wir hätten gerne eine
Überweisung zu dem SPZ in Wilmersdorf, um Luka diagnostizieren zu lassen."*

Arzt: *„Autismus habe ich von Anfang an vermutet, wollte Sie aber schonen.
        Ich habe eine sehr gute Beziehung mit dem SPZ in Friedrichshain und
        arbeite sehr erfolgreich mit meinem eigenen Netz von Therapeuten."*

Wir waren fassungslos und

– WIR WECHSELTEN DEN ARZT –

Kinderärztin III

Als bekannte Expertin für frühkindliche Entwicklung ebnete Frau Aly uns den Weg zu der Kinderärztin unseres Herzens sowie auch zum SPZ in Wilmersdorf. Von hier an arbeiteten wir alle Hand in Hand, um für Luka schnellstmöglich proaktiv zu werden.

Die Diagnose war ein Geschenk: All unsere Probleme und Schwierigkeiten im Alltag bekamen endlich einen Namen. Wir waren nicht schuld daran, dass unser Kind so anders war, dass unser Familienleben zu einer komplizierten Herausforderung geworden war.

Wir konnten gezielt zum Thema Autismus Informationen sammeln und Entscheidungen aufgrund unserer eigenen Vorlieben und unserer inneren Wahrheit treffen. Wir hörten uns verschiedene Experten an und probierten auch einige Herangehensweisen aus. An den Reaktionen unseres Kindes konnten wir immer ablesen, ob ihm etwas gut tat oder nicht. Im Laufe der Zeit schlossen wir viele Wissenslücken; das Mosaik ergab langsam ein Bild, und wir wurden zu unseren eigenen Experten, die auf Augenhöhe und im konstruktiven Austausch mit anderen Experten (z. B. Kinderärzten oder Ämtern) zum Wohle unseres Kindes Entscheidungen trafen.

Haben wir bislang von der inneren Haltung der Ärzte und Sachbearbeiter gesprochen, geht es im folgenden Kapitel um Ihre eigene Einstellung. Wir wollen veranschaulichen, welche Auswirkungen die eigene innere Haltung gegenüber dem Autismus Ihres Kindes, den Ämtern, Krankenkassen und Ärzten hat.

• 2 INNERE HALTUNG

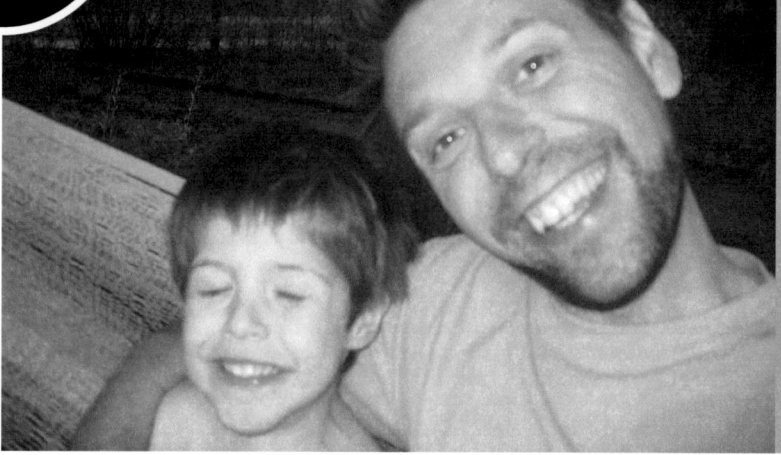

Kultivieren Sie eine positive und optimistische Grundhaltung!

Eine positive und optimistische Grundhaltung zu Ihrem Kind und zum Thema Autismus gibt Kraft, Mut und Zuversicht.

Akzeptanz des jeweiligen Ist-Zustand Ihres Kindes ist eine stabile Basis für alle weiteren Handlungen, die Sie in Zukunft unternehmen möchten. Wenn Sie sich wohl mit sich selbst und mit Ihrem Kind fühlen, steigen die Chancen, dass erstens Ihr Kind leichter mit Ihnen Kontakt aufnehmen kann, und zweitens dass Sie gegenüber Ärzten, Krankenkassen und Ämtern klar und kompetent auftreten können.

Ich bin, was ich denke

Unsere innere Haltung oder auch unsere Einstellung setzt sich zusammen aus einer Vielzahl von Glaubenssätzen bzw. Leitideen, die wir für wahr halten. Glaubenssätze helfen uns dabei, Informationen rasch und sicher einzuordnen und schnell zu reagieren. Sie sollen Stabilität und Kontinuität sichern und somit unserem Überleben in der Gesellschaft dienen.

Glaubenssätze oder Sätze, die wir glauben, sind oftmals Verallgemeinerungen und dienen der Vereinfachung von Themen. Wir versuchen, selbst dann nach ihnen zu leben, wenn wir uns ihrer gar nicht bewusst sind. Viele dieser Überzeugungen werden in der Kindheit von wichtigen Bezugspersonen übernommen, andere entstehen aufgrund von eigenen Erfahrungen.

Beispiele für unterstützende Glaubenssätze:

- ▸ Alles wird gut
- ▸ Meine Umgebung ist wohlwollend (ich werde Hilfe erhalten)
- ▸ Ich bin eine großartige Mutter / ein großartiger Vater
- ▸ Das Gehirn ist formbar wie Plastilin und seine Kapazität grenzenlos

Beispiele für begrenzende oder einschränkende Glaubenssätze:

- ▸ Ich bin nicht gut genug
- ▸ Bei Autismus kann man nur wenig machen
- ▸ Das ist nicht zu schaffen
- ▸ Ich bin mit meinem Problem allein (niemand versteht mich)

Unterstützende Glaubenssätze helfen uns dabei, Ziele und Wünsche zu formulieren und diese aktiv zu verfolgen. Einschränkende Glaubenssätze sind dabei hinderlich bzw. verfolgen andere Ziele (z.B. Schutz vor Misserfolg oder negativen Erfahrungen). Viele der Glaubenssätze, die geformt wurden als wir noch Kinder waren, haben wir wahrscheinlich nie aktiv einer Prüfung unterzogen. Und so begleiten sie uns Erwachsene im Heute eben immer noch. In der Entstehungssituation waren sie vielleicht sinnvoll, aber übertragen in das Erwachsenenleben sind sie nicht unbedingt passend.

Die gute Nachricht ist: Wir werden nicht mit Glaubenssätzen geboren, sondern wir erwerben diese irgendwie, irgendwann, irgendwo. Wir können sie uns bewußt machen, prüfen, behalten, verändern oder ablegen! Das liegt in unserer Macht.

Verschiedene Realitäten

Keines der beiden aufgeführten Modelle ist „die Wahrheit" über „die Wirklichkeit". Sie dienen der Veranschaulichung, wie wir Menschen die Welt wahrnehmen und interpretieren können.

Reiz → Reaktion

Das Reiz-Reaktions- oder auch S-R-Modell (Stimulus-Response-Modell) ist ein frühes Modell der Verhaltensforschung (behavioristische Psychologie) und sieht grafisch aufbereitet etwa so aus:

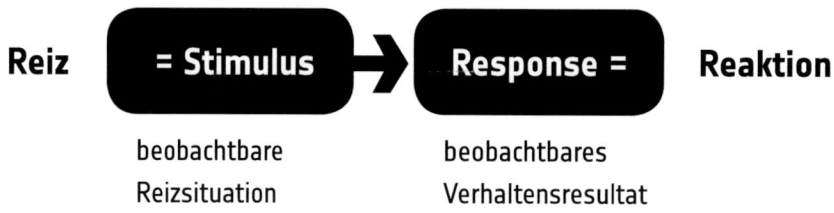

Ein Reiz kann alles sein: die Sonne, ein Kleid, ein Gespräch, Spaghetti mit To-matensoße, ein Unfall, ein Lottogewinn, Kopfschmerzen. Menschen sind ständig Reizen ausgesetzt, aber die Wahrnehmung ist unterschiedlich. Als Reaktionen gelten aufkommende Gefühle und Verhaltensweisen, welche auf den Reiz zu-rückgeführt werden können: Vorfreude und Speichelfluss beim Essensduft, über-glücklich und Luftsprünge beim Lottogewinn, Wut und Tränen bei Schmerz.

Ein Reiz kann also beispielsweise die Diagnose „Autismus" sein und unser Schaubild könnte folgendermaßen aussehen:

Reiz = | **Diagnose „Autismus"** → **z.B. Traurigkeit** | **= Reaktion**

oder als Tabelle:

REIZ	REAKTION
Diagnose „Autismus"	„Ich bin darüber unglücklich, erleich-tert, traurig, wütend, hoffnungslos etc."
Diagnose „Unterernährung"	Angst

Nach diesem Modell kann ein Reiz also ein Gefühl auslösen. Wird der Reiz für das entstandene Gefühl verantwortlich gemacht, liegt es nahe sich selbst als ausgeliefert und entmachtet wahrzunehmen.
Und in der Tat bewegen wir uns oft durch den Alltag, als wären die äußeren Umstände für unsere emotionalen Zustände verantwortlich: „Autofahren macht mich glücklich. Weihnachten macht mich depressiv. Mein Chef macht mich sauer. Ein Kindheitsfoto melancholisch."

Tatsächlich aber ist ein Foto einfach nur ein Foto. Hätte das Foto die Macht das Gefühl „Melancholie" hervorzurufen, dann müsste es ja bei jedem Menschen gleichermaßen funktionieren. Das tut es natürlich nicht. Betrachten unterschiedliche Menschen dasselbe Foto, sind die Reaktionen sehr individuell und u. U. stark voneinander abweichend.

Funktionierten wir Menschen in aller Konsequenz (also 24/7) nach dem Modell „der Reiz bestimmt meine Reaktion", dann würden wir durchs Leben katapultiert, wie Kugeln in einem Flipperautomaten, willenlos und fremdbestimmt, in Abhängigkeit davon, ob und wie stark sie angespielt werden.

Wir Menschen sind aber komplexer. Dies zu veranschaulichen hilft das 2. Modell:

Reiz → Blackbox → Reaktion

Auch hier ist wieder die Rede von einem Reiz (oder Stimulus) und einer Reaktion (oder Response) auf den Reiz. Im Unterschied zum ersten Modell wird eine „Blackbox" zwischen „Reiz" und „Reaktion" geschaltet. Die Blackbox ist unser Datenverarbeitungszentrum. In kaum mehr meßbarer Geschwindigkeit arbeitet hier ein hochkomplexes System von Zellen, Nervenbahnen, biochemischen Botenstoffen (den Neurotransmittern) und elektrischen Impulsen zusammen, um den Reiz, den wir erhielten zu verarbeiten. Diese Verarbeitung kann unterschiedliche Resultate hervorbringen:

a) Reiz als wichtig oder relevant einstufen und darauf reagieren

b) Reiz als unwichtig oder irrelevant einstufen, ausblenden (also nicht darauf reagieren)

Beides sind AKTIVE Vorgänge – auch das Unterdrücken einer Weiterverarbeitung oder Ausblendung einer Wahrnehmung erfordert eine Leistung unseres Systems:

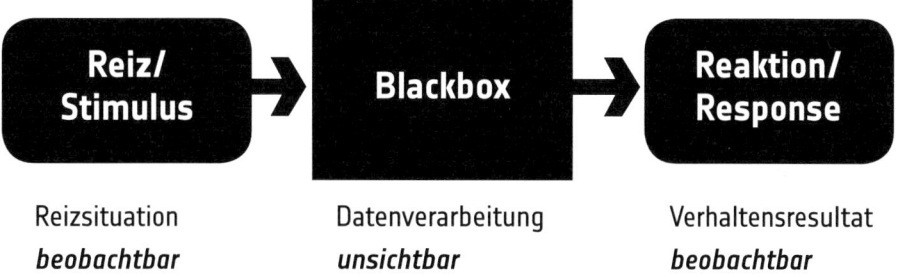

Reiz/Stimulus	Blackbox	Reaktion/Response
Reizsituation	Datenverarbeitung	Verhaltensresultat
beobachtbar	*unsichtbar*	*beobachtbar*

Diese Blackbox ist ein beliebtes Forschungsfeld für die Neurowissenschaften (Psychologie, Biologie und Medizin), und das Lüften des Geheimnisses, wie sie funktioniert, erklärtes Ziel. Für unsere Zwecke reicht es aus, uns auf folgende These zu konzentrieren:

a) ein Teil dessen, was in dieser Blackbox passiert, ist das DENKEN,

b) unsere Gedanken widerfahren uns nicht einfach, sondern wir formen sie selber, und zwar basierend auf einem ganz logischen, nachvollziehbaren System,

c) das Denken und das Fühlen verhalten sich zueinander wie Treibstoff und Feuer.

Wenn uns unsere Gedanken nicht einfach widerfahren, sondern wir sie selber generieren, sind wir Schöpfer dessen, wie wir die Welt um uns wahrnehmen. Das ist großartig, denn so haben wir es selber in der Hand (Prinzip der Selbstermächtigung), die Welt als wunderbar oder als furchtbar zu erleben. Lediglich kraft unserer Gedanken.

Glaubenssätze sind ein persönlicher Filter der Realität. Sie prägen unser Denken, Fühlen und Handeln.

Reiz	Innere Haltung / Glaubenssatz	Reaktion
Diagnose: „Ihr Kind hat Autismus".	Das ist schlecht für mich, mein Leben wird immer anstrengender werden.	„Ich bin deshalb unglücklich, traurig, wütend, hoffnungslos etc."
Prognose „man kann da wenig tun".	Wenn schon die Fachleute wenig tun können, dann kann ich als Laie erst recht nichts bewirken.	Resignation

Nach diesem Modell ist nicht der Reiz an sich (Diagnose „Autismus") verantwortlich für die eigene Reaktion, sondern das, was ich mit der Diagnose in Verbindung bringe (= *Denkvorgang*). Das, was ich glaube, was er für mich bedeutet, erschafft meine Reaktion (ein Gefühl oder eine Verhaltensweise) / meine persönliche Realität.

Na und? können Sie jetzt fragen.

Ganz einfach: Beim ersten Modell bin ich das Opfer dessen, was in der Welt (um mich herum) passiert, da die Reize (oder auch Impulse) ja meine Reaktionen generieren.

Im zweiten Modell passiert in der Welt immer noch dasselbe, aber je nachdem welche **Sichtweise** und innere Haltung ich auf die Impulse kultiviere, generiere ich MEINE EIGENEN REAKTIONEN darauf, bin nicht mehr Opfer dessen, was passiert, sondern wieder Herr der Lage.

Wenn ich glaube der Autismus meines Kindes sei schlecht für mich (innere Haltung: oh nein!), wird das ein anderes Gefühl hervorrufen, als wenn ich den Gedanken wage, dass der Autismus meines Kindes eine Chance auf mehr Wachstum, Liebesfähigkeit und der Beginn des vielleicht größten Abenteuers meines Lebens ist (innere Haltung: **AuJA**).

Graphisch dargestellt, könnte das so aussehen:

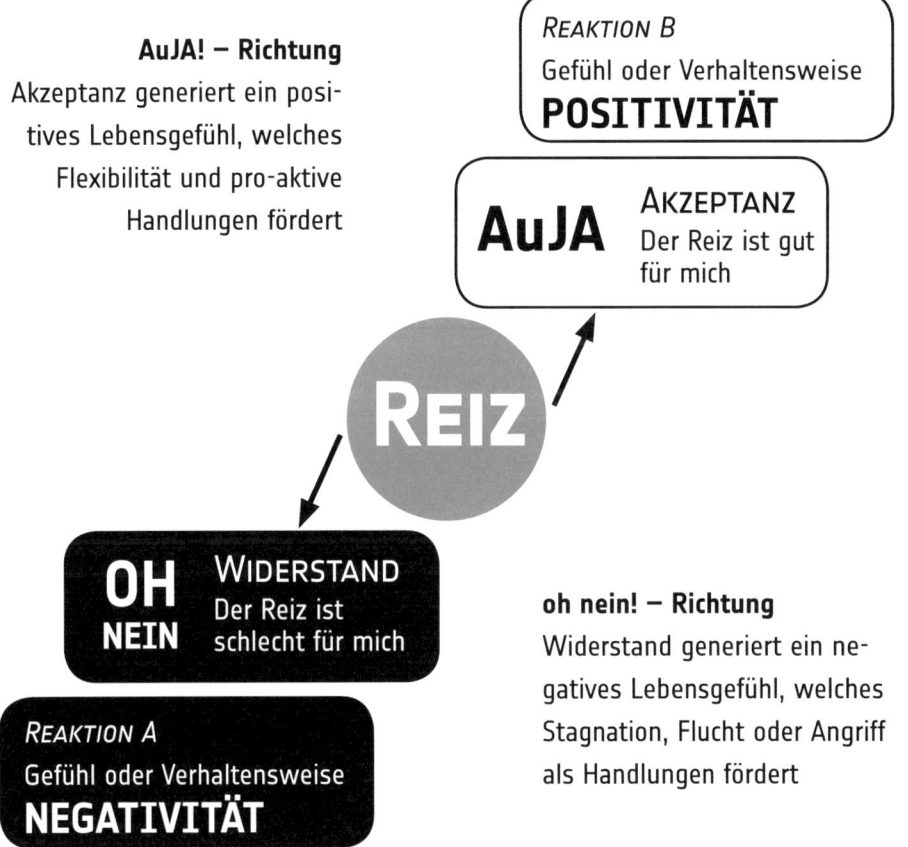

AuJA! – Richtung
Akzeptanz generiert ein positives Lebensgefühl, welches Flexibilität und pro-aktive Handlungen fördert

REAKTION B
Gefühl oder Verhaltensweise
POSITIVITÄT

AuJA   AKZEPTANZ
Der Reiz ist gut für mich

REIZ

OH NEIN   WIDERSTAND
Der Reiz ist schlecht für mich

REAKTION A
Gefühl oder Verhaltensweise
NEGATIVITÄT

oh nein! – Richtung
Widerstand generiert ein negatives Lebensgefühl, welches Stagnation, Flucht oder Angriff als Handlungen fördert

Positivität kreiert eine Art von Lebensgefühl – Negativität eine andere.
Und noch einmal: Das erste Modell (Reiz → Reaktion) schafft tendenziell die Grundlage für ein Lebensgefühl des Ausgeliefertseins. Das zweite Modell (Reiz → innere Haltung → Reaktion) bietet die Option zur bewussten Selbstermächti-

gung. Davon ausgehend, dass Sie gerne Ihr Lebensgefühl verändern möchten und zwar positiv, kann die **„AuJA-Graphik"** ein wertvolles Instrument für Sie werden. Sie können diese wie eine Landkarte mit integriertem Kompass einsetzen. Sie können sich fragen, „Wo in meiner Gefühlswelt befinde ich mich eigentlich gerade? Möchte ich hier bleiben? Möchte ich den Weg weiter verfolgen? Möchte ich einen Richtungswechsel?"

Es ist das Eine, eine Erstreaktion von „ich fühle mich mies" zu haben, es ist etwas anderes, DABEI ZU BLEIBEN, sich mies zu fühlen!

Glaubenssätze im Bezug auf die Diagnose könnten sein:

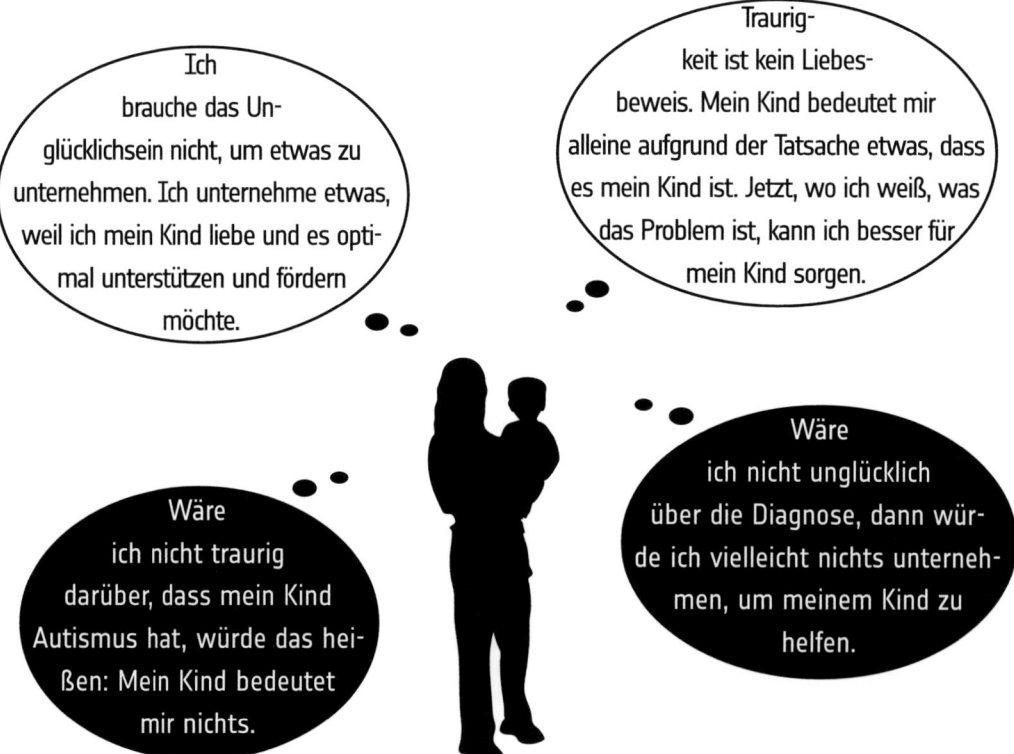

Ich brauche das Unglücklichsein nicht, um etwas zu unternehmen. Ich unternehme etwas, weil ich mein Kind liebe und es optimal unterstützen und fördern möchte.

Traurigkeit ist kein Liebesbeweis. Mein Kind bedeutet mir alleine aufgrund der Tatsache etwas, dass es mein Kind ist. Jetzt, wo ich weiß, was das Problem ist, kann ich besser für mein Kind sorgen.

Wäre ich nicht traurig darüber, dass mein Kind Autismus hat, würde das heißen: Mein Kind bedeutet mir nichts.

Wäre ich nicht unglücklich über die Diagnose, dann würde ich vielleicht nichts unternehmen, um meinem Kind zu helfen.

Gefühle wie Traurigkeit, Wut usw. sollen nicht verdrängt werden. Sie bekommen einen Platz, solange sie existieren. Mittels unseres **„AuJA-Kompass"** kann man sie willkommen heißen, denn sie sind wertvolle Wegweiser. Sie wollen uns helfen: sie wollen uns zu etwas motivieren oder uns etwas beweisen, z.B. dass wir mitfühlend sind, dass uns unser Kind sehr wichtig ist, dass wir etwas verändern wollen, dass wir gute Eltern sind, dass wir nicht naiv oder unrealistisch sind.

Typische Situationen, die bei Eltern von autistischen Kindern unangenehme Gefühle erzeugen:

> ‣ die Diagnose Autismus,
>
> ‣ das Verhalten ihres Kindes,
>
> ‣ die Ablehnung eines Antrages seitens der Krankenkasse oder des Amtes,
>
> ‣ die negative Prognose eines Arztes,
>
> ‣ Reaktionen von Lehrern, Erziehern, Nachbarn, Freunden und Verwandten auf die Verhaltensweisen ihres autistischen Kindes.

Die Erkenntnis, dass Akzeptanz nicht passiv macht, ist sehr befreiend. Denn in der Wut oder der Trauer stecken zu bleiben, kann sehr anstrengend werden, während Akzeptanz Gelassenheit erzeugt, die uns wieder handlungsfähig macht. Handlungen, welche auf Akzeptanz gründen, sind aktiv und kraftvoll, gleichzeitig gewaltfrei und wertschätzend.

Ein Glaubenssatz (oder eine Überzeugung) ist weder gut noch schlecht, weder richtig noch falsch, aber **Glaubenssätze haben eine Richtung!** Sie ziehen Gefühle nach sich und aus diesen wiederum entstehen Handlungen.

Machen Sie einen Selbstversuch, und betrachten Sie eine beliebige Situation im Alltag mit Ihrem Kind, z.B. das morgendliche Zähneputzen. Sie können diese Fragen im Vorfeld oder im Nachhinein stellen:

☐ Fühle ich mich in meiner Kraft oder nicht?
☐ Bin ich klar und optimistisch oder nicht?
☐ Vertrete ich meine Position liebevoll und mit Selbstvertrauen oder nicht?

Lauten Ihre Antworten „ja", haben Sie wahrscheinlich eine innere Haltung, die sich auf Glaubenssätze gründet, die eine größere Flexibilität für mehr Handlungsoptionen zur Folge haben. Lauten Ihre Antworten „nein", haben Sie wahrscheinlich eine innere Haltung, die sich auf verschiedene Glaubenssätze gründet, deren Ausrichtung tendenziell Negativität und einen Tunnelblick zutage fördern.

Wir haben viele Gespräche mit Eltern geführt und können zusammenfassend sagen, dass jeder Mensch immer die besten Absichten verfolgt, nämlich die, gut für sich und andere zu sorgen - unabhängig von der negativen oder positiven Ausrichtung seiner Glaubenssätze: Um sich vor zukünftigen Enttäuschungen zu schützen, halten viele Eltern ihre Hoffnungen eben klein und die Erwartungen niedrig, sind „realistisch"! Dies klingt undiskutiert extrem logisch. Und solange es einem gut damit geht, besteht ja auch keinerlei Notwendigkeit für Veränderung. Anders sieht es aus, fühlt man sich schlecht damit, obwohl die ursprüngliche Intention ja war, gut für den eigenen emotionalen Zustand zu sorgen.

Hat man den Glaubenssatz hinter einem Gefühl oder einer Verhaltensweise aufgedeckt, so kann man ihn prüfen: Ist er für die anstehenden Entscheidungen hilfreich, so behält man ihn. Falls der Glaubenssatz ein Hindernis darstellt, so kann man ihn durch einen passenden ersetzen. Der Reiz bleibt unverändert (z. B. das Kind ist immer noch autistisch), aber der Blick darauf, das ausgelöste Gefühl

- also die innere Haltung zu dem Problem - ist veränderbar, wenn wir uns dazu entschließen. Aus einer neuen inneren Haltung ergeben sich neue Perspektiven und vor allem mehr Handlungsoptionen.

Diese Entwicklung wird von **„AuJA – Autismus akzeptieren und Handeln"** durch akzeptierende, wertfreie und liebevolle Fragen, so genannte Sokratische Dialoge, unterstützt, die Eltern dazu verhelfen, sich ihrer Glaubenssätze und ihrer inneren Haltung bewusst zu werden bzw. diese zu ändern, wenn sie zu einer Belastung geworden sind.

Dabei lassen wir uns von den folgenden Gedanken leiten:

1. Alles kann ein Reiz sein: Gespräche, Handlungen, Empfindungen, Dinge, Personen usw..
2. Was ein Reiz für uns letztendlich bedeutet, entscheiden wir selbst.
3. Was wir über einen Reiz denken/glauben (Glaubenssatz), ist der Treibstoff mit dem wir unserer Gefühle anfeuern, welche dann die Qualität unserer Handlungen bestimmen.
4. Reizimpulse kann man akzeptieren oder blockieren, man kann sie fließen lassen, umleiten oder gegen sie ankämpfen, sie ignorieren oder negieren.
5. Reaktionen auf Reize haben Auswirkungen auf uns und andere, aber sie sind für sich genommen wertfrei.
6. Die Auswirkungen unserer Reaktionen können wir daraufhin prüfen, ob wir mit ihnen leben können oder nicht, ob sie eher Zufriedenheit oder Unzufriedenheit erzeugen.
7. Wir können die Bedeutung, die wir den Impulsen in unserem Leben gegeben haben, zu jeder beliebigen Zeit verändern.
8. Habe ich den Glaubenssatz zu einer Reaktion gefunden, kann ich wählen, ob ich ihn (den Glaubenssatz / die Überzeugung) behalten oder ihn durch einen anderen, dienlicheren, ersetzen möchte. Ändere ich den

Glaubenssatz, verändern sich meine Gefühle und meine Handlungen.

9. Etwas zu akzeptieren, macht nicht passiv! Man wählt lediglich die Qualität der Erstreaktion bevor man handelt. Handlungen, welche sich auf Akzeptanz gründen, sind aktiv und kraftvoll.

10. Diese Philosophie ist nicht die Wahrheit, sondern nur eine Wahlmöglichkeit von vielen, mit den Impulsen des Lebens umzugehen.

WAS WIR ERLEBTEN

Sichtwechsel

Nach der Verdachtsdiagnose und unserer positiven Erstreaktion (Erleichterung) lasen wir verschiedene Bücher über Autismus und recherchierten im Internet. Die Informationen, die wir erhielten, waren durchweg niederschmetternd, weil sie uns jede Hoffnung auf Besserung nahmen. Schließlich sahen wir in unserem Sohn und seinem Verhalten nicht mehr Luka, sondern nur noch den Autismus. Auch seine Lebensaussichten waren wenig erfreulich: so früh wie möglich in einen Integrationskindergarten, danach Sonderschule, Behindertenwerkstatt, betreute Wohngemeinschaft. Wir lebten nicht mehr im Hier und Jetzt, sondern mit Angst und Sorge in Bezug auf die Zukunft. Verhaltensweisen, die wir ursprünglich in einem positiven Licht gesehen hatten, wie beispielsweise dem stundenlangen Drehen von Schüsseln - „Großartig, wie lange sich unser Kind konzentrieren kann. Wir haben einen kleinen Einstein!" - erschienen uns plötzlich problematisch, bedenklich, bedrohlich. In dem Maße, wie sich unsere Stimmung verschlechterte, kam Luka uns zunehmend autistischer vor. Wir begannen, uns mit unserem eigenen Kind nicht mehr wohl zu fühlen, was sich naturgemäß erschwerender auf unsere Alltags- und Pflegeroutine mit ihm auswirkte. Unser Leben als Paar war keine Quelle der Kraft mehr, sondern stellte sich als zusätzliche Belastung dar. Wir befanden uns in einer Abwärtsspirale und wurden depressiv.

Dann kam die Wende.

Bei unseren Recherchen fanden wir bei der Familie Kaufman aus den USA den ersten optimistischen, liebevollen Ansatz zum Thema Autismus:

Barry Neil Kaufman und seine Frau Samahria Lyte Kaufman hatten Ende der 70er Jahre einen zweijährigen Sohn, Raun, mit ausgeprägtem Autismus. Auf der Suche nach Therapiemöglichkeiten für ihr Kind entdeckten die Kaufmans damals nur Ansätze, die äußerst wertend und beurteilend gegenüber dem autistischen Kind und seinen stereotypen Verhaltensweisen waren, bis hin zur Anwendung von körperlicher Gewalt (Elektroschocks, Fixierungen, „Timeout-Boxen").

Zum Zeitpunkt von Rauns Diagnose hatten die Kaufmans bereits über mehrere Jahre hinweg regelmäßig so genannte „Sokratische Dialoge" miteinander geführt. Sie erforschten ihre eigenen Glaubenssätze hinter negativen Gefühlen oder Verhaltensweisen, um diese bei Bedarf zu verändern. Sie nannten diese Methode später den Options-Prozess. Mit Hilfe des Options-Prozesses und der dem Prozess innewohnenden Einstellung „Lieben heißt einverstanden sein" kreierten sie ein eigenes Autismus-Interventions-Programm für ihr schwer erreichbares Kind. Es war von bedingungsloser Liebe, Akzeptanz, Respekt und wertschätzenden Interaktionen geprägt. Nach über drei Jahren intensiver Arbeit besuchte Raun eine ganz normale Schule, er schloss Freundschaften mit Gleichaltrigen, lebte in Beziehungen und machte seinen Abschluss an einer Eliteuniversität. Danach arbeitete er als Direktor an einer Grundschule. Bis 2010 leitete Raun K. Kaufmann das „Autism Treatment Center of America™" in Massachusetts, USA.

Das war es, was wir für unser Kind wollten: Perspektiven! So lasen wir die Bücher der Kaufmans mit wachsender Begeisterung und studierten den Options-Prozess. Wir wollten uns selbst helfen, wir wollten glücklich miteinander und mit Luka sein: SO WIE ER IST. Wir wollten unser Kind großartig finden – unabhängig davon, ob es Fortschritte machen würde oder nicht, ob es den für Autisten in Deutschland (schon fast) vorgezeichneten Weg gehen sollte oder eben nicht, unabhängig davon, ob sich die Prognosen der Experten bewahrheiten würden.

Also erforschten wir unsere Glaubenssätze und innere Haltung. Wir experimentierten mit Kaufmans Optionsdialogen (Option Process®) genauso wie mit denen der Ursprungsform nach Dr. Bruce Di Marsico (Option Method) oder dem Belief-Eliminating-Process nach Morty Lefkoe aus den USA. Wir nahmen an Seminaren zur Stressbewältigung durch Achtsamkeit teil (MBSR – Mindfulness-based Stress Reduction nach Jon Kabat-Zinn), meditierten, beklopften Akupunkturpunkte, probierten vieles aus und fanden einige Herangehensweisen effektiver als andere.

Durch unsere kontinuierliche Arbeit an uns selbst konnten wir nach und nach unsere Glaubenssätze hinter unseren negativen Gefühlen und Verhaltensweisen in Bezug auf den Autismus unseres Kindes erforschen und durch dienlichere ersetzen. Und was wir uns gewünscht hatten, trat ein: Wir wurden positiv, optimistisch und handlungsfähig.

Wir setzten uns mehr für unsere Ziele ein, ohne unser Glücklichsein von Erfolg oder Misserfolg abhängig zu machen. Scheiterten unsere Bemühungen im ersten Anlauf, so blieben wir dran, ausdauernd, freundlich und liebevoll. „Die Freude liegt im Versuchen" anstelle von „der Zweck heiligt die Mittel" wurde zu unserer inneren Haltung.

Unsere neue, handlungsorientierte Einstellung half nicht nur dabei, ein Spiel-raum-Programm für Luka zu beginnen (s. ●3 „Spielen"), sondern dieses auch über Jahre hinweg im Alltag beizubehalten.

All diese Methoden, die uns zu einer positiven Haltung verhalfen, empfanden wir als Geschenke und machten sie uns zu eigen, verinnerlichten sie, erkundeten und veränderten sie, indem wir sie unseren eigenen Vorlieben, Erkenntnissen und Sprachgewohnheiten anpassten. Am Ende stand ein simples, auf Fragen und Antworten basierendes Selbsterforschungsmodell, das man für sich allei-ne, zu zweit oder in einem gruppendynamischen Prozess anwenden kann. Wir trugen es später in unsere Kurse, in die Schulen, Psychotherapie-Praxen und Vereine, in denen wir tätig waren. Wir leiten Menschen an, die für sich selbst oder im Umgang mit anderen, privat oder beruflich eine konstruktive Leichtigkeit kultivieren möchten.

All unsere Seminare nehmen den „**AuJA-Kompass**" zu Hilfe. Wir unterrichten auf der Grundlage „**Akzeptieren und Handeln**" und bieten als Instrument **Sokratische Dialoge.**

Eine positive, optimistische Grundhaltung gegenüber dem Autismus ihres Kin-des zu kultivieren ist ein erster wichtiger Schritt. Im Folgenden werden wir immer wieder an Beispielen verdeutlichen, wie wichtig Ihre innere Haltung bei jedem weiteren ● des Leitfadens ist.

• 3   SPIELEN

Etablieren Sie ein Spielraum-Programm für Ihr Kind bei sich zu Hause!

Unsere Fördermethoden kommen aus der Spielpädagogik, der Theaterpädagogik und dem Improvisationstheater. Wir kümmern uns PRIMÄR darum, eine Beziehung zum autistischen Kind herzustellen.

Für Autisten ist es eine enorme Schwierigkeit, soziale Kompetenzen zu erwerben, die es ihnen ermöglichen, **Beziehungen** zu anderen Menschen einzugehen und zu erhalten, um ein eigenständiges Leben – unabhängig von Einrichtungen oder Institutionen führen zu können.

Soziale Interaktion kann in die folgenden Komponenten zerlegt werden:

1. Blickkontakt
2. Kommunikation bzw. Sprache
3. Aufmerksamkeitsspanne bei Interaktion
4. Physischer Kontakt

} Grundlagen

5. Fähigkeiten, Freundschaften zu schließen, zu pflegen und zu erhalten
6. Konversationsfähigkeiten

} Fortgeschrittene Fähigkeiten

Diese Kompetenzen werden im Spiel erworben und geübt. Nur wenn das Kind interessiert und mit Freude am Geschehen beteiligt ist, wird es diese Fähigkeiten spontan einsetzen. Das ist das Ziel. Sie werden also nicht - wie bei anderen Fördermethoden - mechanisch trainiert. Das Kind soll die Beziehung zu anderen Menschen als positiv erfahren und spielerisch Erfolgserlebnisse sammeln.

Akzeptanz, Lebendigkeit und Spaß am gemeinsamen Miteinander sind die „Grundausstattung" eines AuJA-Spielraumes. Erst aus Lebensfreude und Vertrauen zur Umgebung heraus erwächst die Eigenmotivation des Kindes, mehr Kontakt zum Gegenüber zu suchen. Im Spielraum haben die Kindern ein Maximum an Kontrolle. Sie bestimmen das Tempo ihres Wachstums. Die Erweiterung der eigenen Grenzen, die Erlangung von mehr Flexibilität und sozialen Kompetenzen erfolgen kleinschrittig und immer aus der Motivation des Kindes heraus. So ist jedes Spielraumprogramm maßgeschneidert und individuell – denn jedes Kind ist einzigartig.

Sicherheit und Vertrauen: Spielraum zuhause

Eine große Herausforderung für Autisten besteht in der Verarbeitung von Reizen. Sie nehmen die Welt anders wahr, in der Regel befinden sie sich im permanenten Ausnahmezustand, da sie einer kontinuierlichen Reizüberflutung ausgesetzt sind. Eine Vielzahl von Informationen (Lichtverhältnisse, Geräusche, Gerüche, Strukturen, Temperatur, Bewegungen u. v. m.) werden oftmals in gleicher Intensität wahrgenommen. Autisten fällt es schwer, wesentliche Reize herauszufiltern und andere zu unterdrücken. Ein Gespräch, geführt in einer reizüberfluteten Umgebung, wie z. B. an einer Hauptverkehrsstraße mit Baustelle, bei Regen mit Lichtspiegelungen in Pfützen, wird eher als ein zusätzliches Geräusch wahrgenommen und nicht als Unterhaltung.

Solange sich ein Gehirn im Angriffs- oder im Fluchtmodus befindet, ist es im Alarmzustand. Erst bei seiner Entspannung ist Begegnung, Kontakt oder Lernen möglich!

Für unsere Empfehlung, einen Spielraum in der eigenen Wohnung einzurichten, sprechen folgende Gründe:

▸ Indem Sie zeitraubende An- und Abfahrten vermeiden, gewinnen Sie Qualitätszeit für sich, Ihre Familie oder zur Förderung Ihres Kindes.

▸ Ihr Kind bewegt sich in vertrauter Umgebung, bleibt erheblich entspannter, und damit viel aufnahmefähiger für die Spielzeit.

▸ Sie als Elternteil können die Rahmenbedingungen schnell und flexibel auf den jeweiligen Entwicklungsstand Ihres Kindes anpassen bzw. auch Ihren eigenen Bedürfnissen entsprechend verändern.

▸ Sie haben zu jeder Zeit Kontrolle darüber, was Ihr Kind isst und trinkt und natürlich darüber, welche Richtung zur Förderung der sozialen Kompetenzen Ihres Kindes eingeschlagen werden soll.

Einfach ausprobieren und anfangen!

Mit wenigen Handgriffen können Sie günstige Bedingungen schaffen, dass Ihr Kind entspannt lernen kann. Gestalten Sie einen „AuJA-Raum" für Ihr Kind, wo sie Qualitätszeit miteinander verbringen. Für den Anfang genügt ein aufgeräumter Bereich irgendwo in Ihrer Wohnung:

Eliminieren Sie alles, was störend oder ablenkend ist – für Sie selbst oder für Ihr Kind.
Kein Fernseher, Telefon, keine elektronischen Spielgeräte oder Geschwisterkinder. Räumen Sie einen Winkel frei, und stellen Sie Spielzeug bereit, das ihr Kind interessieren könnte bzw. welches ein Spielen zu zweit fördert. Eine gute Voraussetzung für ein entspanntes Zusammensein mit Ihrem Kind ist ein Raum, in dem fast alles erlaubt ist, ein „Ja-Raum" (Omas Sammeltassen oder eine Designercouch haben hier nix zu suchen – bis auf weiteres).

Jetzt ist die Bahn frei, sich den Herausforderungen Ihres Kindes optimal zu widmen:

Ihr Kind hat einen schlechten oder gar keinen Blickkontakt, ist unflexibel und hat in der Interaktion mit anderen Probleme? Vielleicht spricht Ihr Kind gar nicht, oder das Gegenteil ist der Fall: Es plappert wie ein Wasserfall, dann aber nur begrenzt auf wenige Themen. Hand aufs Herz – uns als Eltern stört das höchst-wahrscheinlich mehr als unsere Kinder...

Uns als Eltern ist es wichtig, Blickkontakt zu haben, nicht nur weil die Kin-der hübsche Augen haben, sondern weil wir wissen, dass ein guter / stabiler Blickkontakt u. a. die Basis für ein soziales Miteinander ist und dem Lernen im Allgemeinen zu Quantensprüngen verhilft. **Wir** wollen, dass unsere Tochter / unser Sohn flexibler in ihren/seinen Spielen oder Verhaltensweisen wird, dass das Kind über Dinge redet, die auch uns interessieren, oder dass es ÜBERHAUPT redet. **Wir Eltern** wollen unser Kind in den Arm nehmen und küssen.

Unseren autistischen Kindern ist das herzlich egal – ihnen fällt Blickkontakt eben schwer, oder sie mögen ihn aus irgendeinem Grund einfach nicht. Sprache ist für sie ein Buch mit sieben Siegeln oder lediglich Mittel zum Zweck (i. d. R. um etwas zu bekommen, das sie haben möchten), und Körperkontakt ist für sie u. U. der blanke Horror. Geschichte zu Ende!

Dilemma

Um diesen Zustand allmählich zu entschärfen, müssen wir Eltern zu einer Art Top-Verkäufer werden, und zwar zu einem, der soziale Kompetenzen verkauft. Wir werben für Blickkontakt, Sprache, Interaktion, Flexibilität und Körperkon-takt!

Das AuJA-Spielraum-Programm

Wir spielen, spielen, spielen und zwar im ersten Schritt die Spiele, die unser Kind interessieren. Wir sind die Mitspieler, unser Kind ist der Lehrer. Nur wenn wir diesen Rollenwechsel vornehmen, lernen wir unser Kind besser kennen, können wir es in seiner Entwicklung aufmerksamer begleiten. Wir wollen alles über die Motivationen unseres Kindes lernen. Kennen wir die Motivationen, dann können wir leichte Abwandlungen bekannter Spielabläufe vorstellen oder gänzlich neue Spiele erfinden. Aber das Wichtigste ist, dass mein Kind Freude daran hat, mit MIR zu spielen – das ist das Ziel!

Autisten bevorzugen das Spielen mit Objekten gegenüber dem Spiel mit einem anderen Menschen unter anderem deshalb, weil Objekte im Unterschied zu Menschen kontrollierbar sind und sich vorhersehbarer verhalten. Im Rahmen unseres Förderprogramms leiten wir die Eltern deswegen an, für ein Maximum an Kontrolle zu sorgen:

- bei den Kindern zuhause

- im Spielraum

- mit Spielen, die die Kinder mögen

- mit Menschen, die den Kindern wohlwollend und liebevoll begegnen

Und wir wollen nicht nur, dass das Kind lernt oder den Kontakt mit anderen Menschen lediglich erträgt und aushält, sondern vor allem, dass das Kind aus sich heraus motiviert ist zu lernen, dass es den Kontakt zu seinen Mitmenschen sucht und genießt. Wir wollen ein Feuer entfachen, ein Verlangen nach „Mehr", „Neu" und „Anders" – wo unser Kind derzeit nur in Wiederholungen und dem Erleben von Gleichem Befriedigung und Freude empfindet.

Probieren Sie es aus

Oftmals ist man im Alltag zu sehr mit der Vergangenheit oder mit der Zukunft beschäftigt, so dass man nicht in der Gegenwart lebt. Man verpaßt das, was ist: Ein erster Blick, ein gesprochener Buchstabe, ein flüchtiger Körperkontakt. Das Problem ist, je mehr man verpaßt, desto weniger **ist das Kind motiviert, sich anzustrengen** (Wofür, wenn es nicht wahrgenommen wird?).

Diese Dynamik verändern Sie, indem Sie mit Ihrem Kind Qualitätszeit verbringen. Sie dürfen das „Wie lange" bestimmen (z. B. 30 Minuten), Ihr Kind darf das „Was" bestimmen (z. B. Autos aufreihen).

Machen Sie ein Experiment:

→ **Bestimmen Sie einen Raum**

Suchen Sie sich einen Flecken in dem reizärmsten Zimmer Ihrer Wohnung. Um anzufangen, brauchen Sie keinen perfekt eingerichteten Spielraum! Wichtig ist, einfach loszulegen.

→ **Seien Sie zuverlässig und bei der Sache**

Beginnen Sie mit 30 Minuten pro Tag – jeden Tag. Spielen Sie mit Ihrem Kind alleine und ungestört: Schalten Sie das Handy aus und den Anrufbeantworter an. Keine Musik, kein Fernseher, keine störenden Nebengeräusche wie z. B. Geschirrspüler oder Waschmaschine. Sorgen Sie für so wenig Ablenkung wie möglich. Und widmen Sie Ihrem Kind 30 Minuten Ihrer ungeteilten Aufmerksamkeit: nicht 5 plus 5 plus 15 plus 5 Minuten, SONDERN 30 MINUTEN AM STÜCK!

→ **Spielen Sie die Spiele, die Ihr Kind gerne spielt**

Lernen Sie die Spiele Ihres Kindes kennen und lieben. Dreht es gerne Gegenstände, so machen Sie mit. Flattert es mit den Händen, so flattern Sie auch mit den Händen. Stellt es Ihnen immer wieder dieselben Fragen oder kreist eine mögliche Unterhaltung einzig um dasselbe Thema, beteiligen Sie sich immer positiv, immer energiegeladen und nach Möglichkeit mit körperlichem Ausdruck (Mimik, Stimme, Gesten). Zeigen Sie mit allen Mitteln „AuJA".

→ **Klären Sie Ihre Innere Haltung**

Für den Einstieg ist ein „Fake it till you make it" (Tu' so, dann wirst Du so) ausreichend. Um den Prozess jedoch dauerhaft zu tragen, gilt für Eltern dasselbe wie für das Kind: Die innere Motivation ist entscheidend. Gerade autistische Kinder haben ein sehr feines Gespür dafür, ob andere „nur so tun" oder ob sie authentisch agieren. Deshalb ist es unumgänglich, dass Eltern (und Helfer) sich immer wieder über ihre Gefühle klar werden.

Wie ist Ihre innere Haltung zu den „Stims" (sich selbst stimulierenden oder selbstregulativen Verhaltensweisen Ihres Kindes)? Prüfen Sie Ihre Einstellungen anhand unseres „**AuJA-Kompass**", bevor Sie mit Ihrem Kind spielen. Zwei Möglichkeiten zur Veranschaulichung:

Reiz: Stereotype / sich wiederholende Verhaltensweise	
Gefühl	
Wohlwollen Ich akzeptiere die Stereotype und lasse mich auf das Verhalten ein. Ich fühle mich wohl in Gegenwart meines Kindes.	*Ablehnung* Ich fühle mich unwohl, lenke das Kind von seinem Verhalten ab oder hindere es daran.
Glaubenssatz	
pro Akzeptanz Dieses Verhalten ist heilsam für mein Kind, es hilft sich selbst, und wenn ich mitmache, ist das gut für unsere Beziehung.	*pro Widerstand* Dieses Verhalten ist schlecht für unsere Beziehung, denn es verhindert den Kontakt zu mir und dass ich ihm etwas beibringe.

... →

Innere Einstellung	
„AuJA"	*„oh nein"*
Das Kind tut, was es kann, um sich selbst zu beruhigen, seinen Körper wahrzunehmen, Kontrolle und Sicherheit in eine für ihn womöglich unberechenbare, überfordernde, chaotische Welt zu bringen. Das tut es, um bestmöglich für sich zu sorgen.	Dieses Verhalten schadet dem Kind, denn es verliert sich darin und dieses Verhalten wird sich womöglich verstärken, wenn es nicht verhindert wird.
Mögliche Konsequenz	
mehr Qualitätszeit miteinander Vielleicht erfahre ich am eigenen Leib die beruhigende oder stimulierende Wirkung des stereotypen Verhaltens und kann es wertschätzen. Das Kind entspannt sich, schöpft Vertrauen, reguliert sich selbst und ist deshalb vielleicht offener und ansprechbarer für Interaktionen und Spielvorschläge, die von mir ausgehen.	*weniger Qualitätszeit miteinander* Das Kind erlebt mich als jemanden, der gegen seine Bedürfnisse und Interessen handelt. Ihm wird die Chance auf Selbstregulation genommen. Es folgt (im besten Fall) ohne eigene Motivation den Anweisungen. Oder es reagiert mit Rückzug oder mit Aggression. Das Kind tut vielleicht, was ich möchte, aber die Beziehung leidet wahrscheinlich darunter, da mein Wohlwollen und die Freude am Kind davon abhängig sind, wie es sich verhält und ob es meinen Anweisungen folgt.

Seien Sie ehrlich, sich selbst und Ihrem Kind gegenüber. Arbeiten Sie an einer positiven, akzeptierenden Haltung!!!

Aus Beruf wird Berufung und unser „Für-Luka-Programm":

Christiane besuchte in London ein Einführungsseminar vom „Autism Treatment Center of America™". Als sie zurückkam, erzählte sie begeistert, wie gut das Programm zu unseren beruflichen Aktivitäten passe: Improvisationstheater, Spielpädagogik. Die Kommunikationsregeln, die wir mit unseren Seminarteilnehmern trainierten, stellten sich als sehr geeignet heraus, um unser Kind zu fördern. Im Improtheater steht am Anfang immer das „Au ja!" - die Akzeptanz der eigenen Ideen und derer des Spielpartners. Erst im zweiten Schritt kommt ein „Ja, und…" hinzu: Ich führe von der Ursprungsidee ausgehend immer weitere Ideen hinzu – es entsteht ein Geschichts- oder Handlungsstrang. Wie im Improtheater, so auch in einem **AuJA-Spielraum**.

Er basiert ebenfalls auf dem „Au ja!". Das Kind schaukelt beispielsweise stundenlang hin und her. Wir tun das dann auch, mit dem Kind gemeinsam, akzeptierend, wertfrei und vom ganzen Herzen, in einem extra fürs Kind eingerichteten „Ja-Raum" bei uns zu Hause.

Wir lassen das Kind im ersten Schritt unser Lehrer sein, lernen seine Welt kennen. Zuerst zeigt uns unser Kind den Weg in seine autistische Welt (Au ja!). Erst im zweiten Schritt, nachdem wir vom Kind als Spielpartner akzeptiert wurden und es gerne mit uns spielt, zeigen wir ihm den Weg in unsere Welt (Ja, und…).

Die Brücke zwischen beiden Welten ist Liebe und Akzeptanz, ein Weg vieler kleiner Schritte, den wir mit Positivität, Energie und Einfachheit, drei weiteren Grundprinzipien des Improtheaters, gemeinsam mit dem Kind gehen.

Deshalb begannen wir bald darauf mit dem Spielraumprogramm für Luka.

Wir richteten einen Spielraum für unseren Sohn ein. In diesem Raum sollte alles erlaubt sein, und es sollte Luka und jedem der mit ihm spielte, Spaß bereiten, sich darin aufzuhalten: Lukas **„AuJA-Raum"**.

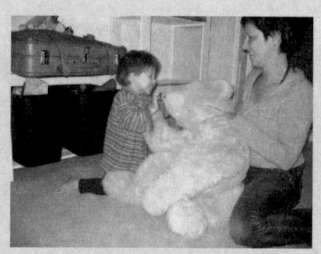

Hier spielten wir Lukas Spiele. Drehte Luka beispielsweise stundenlang Gegenstände, akzeptierten wir dies und machten mit; wochenlang bauten wir Kirchtürme aus Bauklötzen, um Glocken darin zu verstecken oder schnitten aus Papier Pilze und Sterne, um diese anschließend unter den Scheuerleisten seines Zimmers verschwinden zu lassen. Wir spielten das, was unserem Kind gefiel, frei nach dem Improtheater-Motto „Ich-habe-keine-Ahnung-warum-ich-das-tue-aber-es-ist-OK-au-ja!". Warum er manche Sachen gerne spielte? Egal! Wir erlernten ebenfalls Meisterschaft in seinen Spielen, einfach, weil wir unser Kind lieben und ihm nahe sein wollten: **AuJA – akzeptieren und mitspielen!** Dadurch, dass wir als erstes die autistische Welt unseres Kindes betraten, das „Ja-Spiel" mit ihm spielten (**= Impulse annehmen, akzeptieren und „Au Ja!" spielen**), bauten wir eine Vertrauensbasis auf. Im ersten Schritt wurde unser Kind zu unserem Lehrer!

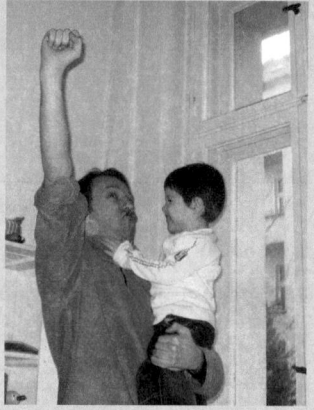

Auf dieser Vertrauensbasis wurden die Spiele nach und nach interaktiver, und je nach Lukas Entwicklungsstand verlagerten wir den Fokus unserer Spiele auf Sprache, Interaktion, Blickkontakt, Körperkontakt oder Erweiterung seiner Flexibilität.

Um die Spieleinheiten besser auswerten zu können, verfolgten wir diese gegenseitig durch einen Observierungsspiegel in der Tür. Anfangs war dies nur eine kleine, von Farbe befreite Fläche einer ehemals übertünchten Glasscheibe, mehr konnten wir uns nicht leisten. Später installierten wir zusätzlich zu einem

Observierungsspiegel eine Digicam im Zimmer und nahmen unsere Spieleinheiten mit Luka zur späteren Auswertung auf. Nach einer Spielsequenz gaben wir einander Feedback: Was lief gut? Was könnte man noch verbessern? Welche Erweiterungen erfinden, um Spielroutinen flexibler werden zu lassen. Wie liebevoll aber doch konsequent für Grenzen sorgen, ohne „nein" sagen zu müssen?

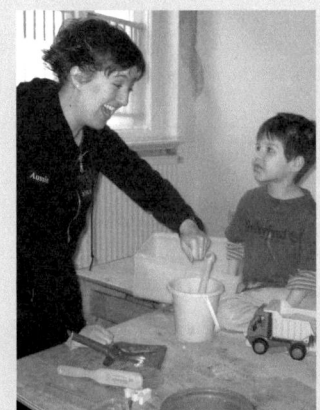

Nach drei Monaten waren wir zwar glücklich mit unseren Entscheidungen, aber auch sehr erschöpft.
Für ein Spielraumprogramm, wie wir es uns vorstellten, mit mindestens 49 Wochenstunden brauchten wir Unterstützung: Wir warben ehrenamtliche HelferInnen, das **„für-Luka-Team"**.

14-tägig traf man sich als Gruppe. Wir tauschten uns aus, werteten Ergebnisse gemeinsam aus, formulierten neue Ziele und suchten nach geeigneten Techniken und Spielen, um Luka genau da abzuholen, wo er gerade Hilfe benötigte **= das für-Luka-Teamtreffen**.

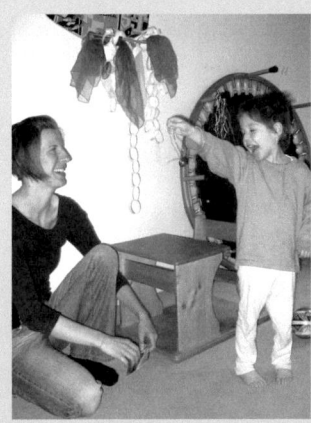

Andere Eltern wurden auf unser Programm aufmerksam, und so boten wir Fortbildungskurse an, in denen wir Improvisations- und Kommunikationstechniken sowie den Ansatz zur Veränderung der inneren Einstellung interessierten Eltern, Helfern und Therapeuten von autistischen Kindern vorstellten. In den Niederlanden gibt es inzwischen, inspiriert von unserem Ansatz, von Eltern organisierte Übungsgruppen „Autismus und Improtheater".

Unser Spielraum-Programm dauerte über 5 Jahre und hat sich in Kombination mit den anderen ●en als eine hocheffektive Methode herausgestellt, mit der wir sowohl Luka als auch uns selbst optimal unterstützen konnten. Wir haben in dieser Zeit immer wieder festgestellt, dass unsere innere Haltung maßgeblich dafür war, ob wir das Spielraum-Programm umsetzen und am Laufen halten konnten oder nicht.

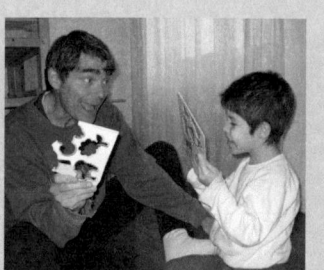

Besuchen Sie ein Einführungsseminar für ein Spielraum-Programm!

Haben Sie eine Zeitlang wie vorgestellt mit Ihrem Kind gespielt, dann ziehen Sie ein kleines Resümee. Fragen Sie sich, ob sich die Beziehung zwischen Ihnen und Ihrem Kind zum Positiven verändert hat. Falls ja, dann könnte ein Spielraumprogramm für Sie das Richtige sein.

Es gibt mittlerweile verschiedene Seminare, in denen Eltern vermittelt wird, wie man ein kindzentriertes Spielraumprogramm für sein Kind etablieren und durchführen kann.

Folgende Spielraumprogramme sind uns persönlich bekannt; sie stehen insofern im Einklang mit unserem Leitfaden, weil sie konkretes Handwerkszeug zur Kultivierung einer positiven inneren Haltung der Eltern weitergeben.

www.AuJA.org

Hier finden Sie Angebote unserer AuJA Spielräume gUG (haftungsbeschränkt), einer gemeinnützigen Unternehmergesellschaft mit
Sitz in Berlin.

www.AutismTreatmentCenter.com

Non-Profit-Organisation der Familie Kaufmann, dem Autism Treatment Center of America™ mit Seminaren in London, Portugal und in
den USA (Massachusetts).

www.Horison.nl

Eine gemeinnützige Organisation in den Niederlanden.

All diese Organisationen sind von Eltern autistischer Kinder ins Leben gerufen
worden, die ihren eigenen Kindern durch ganzheitliche und alternative Ansätze
enorm helfen konnten und nun ihre Erfahrungen und ihr Wissen weitergeben.
Sie wissen aus eigener Erfahrung und durch ihre Arbeit mit anderen Famili-
en von der Kraft der inneren Einstellung und vermitteln das nötige Know-how
zur Kultivierung einer positiven, optimistischen Grundhaltung in Bezug auf sich
selbst als Elternteil und in Bezug auf das Kind. Alle Organisationen bieten kostenlose Erstberatungsgespräche am Telefon an, und es lohnt sich, nach Stipen-
dien oder Sponsorings für die Seminare zu fragen.

* alle genannten Organisationen sind gemeinnützig

• 4 MOTIVATION

Finden Sie heraus, wovon Ihr Kind fasziniert ist und was ihm am meisten Spaß macht.

Wenn Sie wissen, was Ihr Kind begeistert, halten Sie den Schlüssel zu seinem Herzen in der Hand!

Manches lernt man „wie im Flug" und es fühlt sich gar nicht wie „lernen" an, sondern wie „tun". Die Ausdauer beim Erlernen oder Ausprobieren ist grenzenlos, man will am liebsten jede freie Minute mit dem Gegenstand der Faszination verbringen. Es kann alles sein: Segeln, Computerspiele, Dinosaurier, Fotografieren, Hunde, Tanzen. Andere Welten wieder sind einem verschlossen, „ein Buch mit sieben Siegeln"; es ist einem unverständlich wie jemand seine Zeit mit Angeln, Trommeln, Skateboards, Raubvögeln, Schach, Geschichte oder Autos verbringen kann.

Es ist ein Kinderspiel, die Dinge zu erlernen, die einem Freude bereiten. Ist das Interesse an einer Sache extrem hoch, bleibt man dran, auch wenn es schwierig wird. Freude, Faszination und Motivation - mehr braucht es nicht. Sie sind der Schlüssel zum spielerischen Erwerb von Fähigkeiten oder Sachkenntnissen.

Was interessiert Ihr Kind? Mag es Bewegung, Geräusche, Gerüche, bestimmte Spiele? Studieren Sie Ihr Kind, werden Sie der Experte darin, herauszufinden, was genau Ihr Kind fasziniert. Haben Sie etwas gefunden, dann können Sie diese Motivation(en) nutzen, um mehr von dem zu bekommen, was Sie von Ihrem Kind wollen (Blickkontakt, Sprache, Interaktion, Flexibilität oder Körperkontakt).

Ein Beispiel
Nehmen wir einmal an, Ihr Kind spricht noch nicht, und Sie möchten, dass Ihr Kind sprechen lernt. Sie kennen ein Interesse Ihres Kindes: Autos, es hat Dutzende davon, in allen Größen, Fabrikaten und Farben. Dann liegt es nahe, beim Sprechen üben das Wort „Auto" zu wählen (und nicht mit „Mama" anzufangen). Sofern das Kind noch nicht lautiert, setzen Sie nach und nach die einzelnen Laute zusammen: „A" - „Au" - „to".

Ihr Kind spricht, aber hat große Schwierigkeiten in der Feinmotorik? Malen Sie zusammen Autos, gestalten Sie mit Ausschneiden, Kleben und Malen gemeinsam eine eigene Fachliteratur über Autos.

Ihr Kind spricht wie ein Wasserfall aber monoton? Kreieren Sie ein Rollenspiel „Autoverkäufer und Kunde", verkleiden Sie sich, sprechen Sie die Charaktere mit unterschiedlichen Stimmen.

Ihr Kind hat einen schlechten oder gar keinen Blickkontakt? Werden Sie zur Ampel, deren Licht durch Blickkontakt von Rot auf Grün umschaltet.

Seien Sie spielerisch und energetisch! Im Spielraum hängt viel davon ab, dass Eltern vor und mit dem Kind feiern. Auch wenn sich das vielleicht zu Anfang komisch anfühlt, „kindisch" oder zu theatralisch - große Gesten, deutliche Freude erreichen das Kind sicherer als ein freundliches Lächeln und ein aufmunterndes „Hmm". Nicht nur Erfolge, sondern jeder Versuch, den das Kind unternimmt – auch wenn er noch so mikroskopisch wirkt - soll durch eine sichtbare Reaktion gefeiert werden. Denn dadurch erlebt das Kind eine Verstärkung seines Verhaltens durch Liebe und Zuversicht. Damit Eltern von ihren autistischen Kindern als interessante Spielpartner wahrgenommen werden, ist es wichtig, dass sie beim Spielen funkeln und faszinieren wie ein Feuerwerk. Denn von dem Feuer ihres Enthusiasmus' und ihrer Spielfreude springt irgendwann und immer wieder ein Funke über.

Ein guter Zeitpunkt, die eigene Motivation unter die Lupe zu nehmen.

Reiz: Möchte ich für die Fortschritte meines Kindes Verantwortung übernehmen?	
Gefühl	
Freude	*Wut*
Ich bin das Gold im Spielraum meines Kindes – es kann mir gar nicht auf Dauer widerstehen!	Da sind die Behörden, die Ärzte, unser Schulsystem gefordert! Ich werde mich mal drum kümmern, dass da was passiert.

Glaubenssatz	
proaktiv	*blockierend*
Ich bin der beste Mentor, weil niemand mein Kind so bedingungslos liebt, wie ich. Was nötig ist, werde ich lernen, weil es mir und meinem Kind hilft.	Ich habe dafür nicht die Kenntnisse, das benötigt einen Spezialisten. Um sich diese Fachkenntnisse anzueignen, braucht man viel Zeit, es ist mir unmöglich diese noch zusätzlich aufzuwenden.

Innere Einstellung	
„AuJA"	*„oh nein"*
Ich möchte mich mit meinem Kind unterhalten, wissen, was in seinem Kopf vorgeht. Ich möchte ihm die Dinge zeigen, die mir Freude bereiten. Ich will mein Kind halten und mit ihm kuscheln, ich möchte hören, wie es sagt: „Mama/Papa ich liebe dich."	Ich wüsste gar nicht wie ich das machen und womit ich anfangen sollte. Ich sorge für Kleidung, Wohnung und Essen. Für die Erziehung gibt es Kindergarten und Schule.

Mögliche Konsequenz	
Spielend miteinander lernen	*Entfremdung voneinander*
Mein Kind spielt gerne mit mir und ist ebenfalls hochmotiviert mitzumachen, wenn ich Neues von ihm fordere.	Das Kind erfährt sich als jemanden, der „ein Problem" darstellt. Fremde Menschen sollen Lösungen für die familiäre Situation präsentieren.

Es gibt eine Rückkopplung zwischen unserer Motivation und der unserer Kinder. Halten Sie Ihre eigene Motivation, Ihre Freude und Begeisterung hoch. Wer selbst hochmotiviert ist, Begeisterung vermittelt, hat einen positiven Einfluss auf sein Kind. Vielen Menschen ist Negativität zur zweiten Natur geworden: Sie brummeln, machen ironische Bemerkungen, kritisieren. Auch in der Schule wird der Blick für Fehler, Lücken und Schwachstellen weiter trainiert. Nur selten wird erwartet, dass man andere inspiriert und den Blick vorrangig auf das Gelungene legt.

Der Fokus auf dem Positiven lässt sich trainieren wie ein Muskel, indem man sich, metaphorisch gesprochen, auf den Käse konzentriert statt auf die Löcher darin. Der Glaube an die unentdeckten Fähigkeiten des Kindes fördert diese zutage. Hören Sie es sprechen, schon dann, wenn es nicht einmal lautiert. Vertrauen Sie darauf, dass Ihr Kind Freude daran haben wird, mit Ihnen zu spielen, auch wenn es derzeit überwiegend an den Umdrehungen Ihrer Waschmaschine interessiert ist. Sehen Sie Ihr Kind seine erste Bilderausstellung eröffnen, obwohl es ihm im Augenblick noch schwerfällt, einen Stift in den Fingern zu halten. Das Vertrauen in die Entwicklung, die möglich ist, ermöglicht diese erst. Glaube, Liebe, Hoffnung sind der Nährboden, auf dem jedes Kind und erst recht ein autistisches wächst.

Ihre eigene Motivation, mehr Zeit mit Ihrem Kind zu verbringen, wird erheblich steigen, wenn Sie Ihr Kind nicht als Problem betrachten, sondern die Dinge fokussieren und feiern, die Ihr Kind bereits kann. Und natürlich wollen Sie die Veränderungen Ihres Kindes wahrnehmen und wertschätzen, die es auf seiner Reise in Ihre Welt zulässt.

Zum Ausprobieren

a) Wertschätzung üben

    Seien Sie dankbar für

    1. das, **was war** (z. B. schöne Momente, die Sie mit Ihrem Kind erlebt haben)

    2. das, **was ist** (z. B. ein Blick oder ein Wort)

    3. das, **was sein wird**. (z. B. die nächste Person im Spielraum)

b) Feiern & Fördern

    Was lieben Sie an Ihrem Kind, was kann Ihr Kind schon? Teilen Sie Ihre Begeisterung Ihrem Kind mit. Sagen Sie ihm, wie großartig Sie es finden, feiern Sie seine Fertigkeiten und die gemeinsame Zeit, bevor Sie sich einer Herausforderung widmen:

Formel für Wachstum = (**3 x** „AuJA, das ist super") + (**1 x** „AuJA, und hier wollen wir etwas verändern")

am Beispiel Blickkontakt

    1. Ich liebe es, Zeit mit dir im Spielraum zu verbringen, du bist der beste Spielkamerad!

    2. Oh, ich sehe du hast deine Winnie Puuh Figuren zu einem Picknick aufgebaut, das ist eine tolle Spielidee! Ich hätte hier ein Honigtöpfchen mitgebracht.

    3. Wow, danke, daß du deine Figuren mit mir teilst, das ist wirklich nett von dir! Ich spiele Rabbit und der isst eine Mohrrübe.

    4. Schau' mir doch bitte in die Augen beim Sprechen, dann weiß ich genau, daß du mit mir redest und nicht mit den Figuren!

Sie müssen Ihren Weg nicht allein bestreiten, sondern können von den Erfahrungen anderer profitieren. Lassen Sie sich von kompetenten Partnern unterstützen.

Unsere ersten Spielzeiten mit Luka

Zunächst schätzten wir Lukas soziale Kompetenzen unter Zugrundelegung des Entwicklungsmodells von Son-Rise® ein. Wir erhielten ein klares Bild davon, wo genau sich Luka in seiner Entwicklung befand, und welches die Felder mit dem größten Förderbedarf waren. Wir einigten uns darauf, worauf wir uns als erstes konzentrieren wollten, und das war: SPRACHE

Nachdem wir uns über unser Ziel einig waren, erstellten wir eine Liste seiner größten Motivationen und seines Lieblingspielzeugs (Schüsseln, Ringe, Seifenblasen, Musikinstrumente etc.).

Lukas Herausforderungen	Lukas Vorlieben
☐ Sprache ☐ Flexibilität ☐ Körperkontakt	☐ Schüsseln, Ringe, Frisbees (eigentlich alles, was rund war und nach Möglichkeit viel Geräusch produzierte, wenn man es auf dem Holzfußboden drehte) ☐ Musik ☐ Seifenblasen

Wir vertrauten erstens darauf, dass unser Kind intelligent ist und zweitens darauf, dass Luka immer irgendetwas wollte – ein bestimmtes Spielzeug, etwas zu Essen oder zu Trinken. Zur Erschaffung einer Lernsituation bauten wir also eine Hürde ein: *Alles Spielzeug platzierten wir außerhalb seiner Reichweite in einem Regal!*

Jetzt musste Luka mit uns kommunizieren, um den Gegenstand seines Herzens zu bekommen. Anfangs akzeptierten wir jedes Grunzen oder Blickkontakt und Grunzen, wir feierten seine Bemühungen immer, er bekam immer etwas aus dem Regal .... es ging nur eben erheblich schneller, wenn er auf das Spielzeug zeigte, das er haben wollte und noch mal schneller, wenn er zusätzlich noch lautierte („Sch" für „Schüssel" oder „T" für „Teddy").

Bei unserem Kind fiel der Groschen, dass Sprache ziemlich nützlich ist, recht schnell, das tatsächliche Erlernen dauerte seine Zeit. Wir führten Vokabellisten für das Team, damit Luka ein möglichst hohes Erfolgserlebnis hatte, sobald er „redete". Die Deutlichkeit der Aussprache war (und ist teilweise noch immer) eine Herausforderung. Dann kam das Verwechseln von ich und du, die verflixten Mehrwortsätze, Konzepte von gestern, heute und morgen, Höflichkeitsfloskeln. Und als Luka dann schließlich wie ein Wasserfall redete, waren die Themen sehr eingeschränkt, eine Zeit lang führte er die gleichen Unterhaltungen in sich ähnelnden Gesprächsschleifen immer wieder. Und so trainierten wir dann irgendwann seine Flexibilität auch innerhalb seines Sprachgebrauches.

Aber alles begann damit, dass Luka mit seinen Schüsseln spielen wollte (Motivation), die sich außerhalb seiner Reichweite befanden, so dass er uns Erwachsene irgendwie dazu bringen musste, ihm zu verschaffen, was er wollte!

• 5 RESSOURCEN

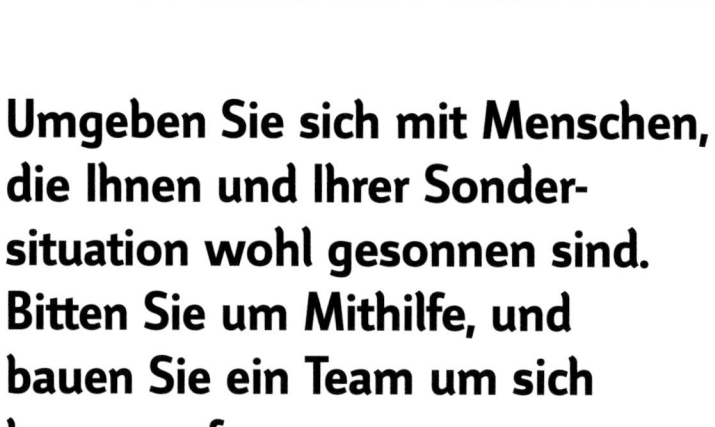

Umgeben Sie sich mit Menschen, die Ihnen und Ihrer Sondersituation wohl gesonnen sind. Bitten Sie um Mithilfe, und bauen Sie ein Team um sich herum auf.

Wer sich für eine selbstbestimmte Herangehensweise entscheidet, wird zeitlich und finanziell bald an seine Grenzen stoßen, wenn er nicht von Menschen umgeben ist, die der Familie und ihrer besonderen Situation wohl gesonnen sind. Um ein selbst gesteuertes Spielraumprogramm aufrecht zu erhalten und trotzdem Beruf, Organisation, Haushalt, Behördengänge zu bewältigen und außerdem noch für Qualitätszeit zu sorgen, braucht man viele helfende Hände und Herzen.

Über die Leistungen der Krankenkassen und Jugendämter hinaus können Sie auf zahlreiche Ressourcen zurückgreifen. **Familienmitglieder** können wertvolle und selbstlose Helfer sein, wenn sie einmal verstanden oder erlebt haben, wie das Programm funktioniert. Ein großer **Freundeskreis** bietet viele Möglichkeiten, sich nicht nur im Spielraum, sondern auch im Alltag helfen zu lassen und gleichzeitig den Kontakt zu intensivieren. Den Kern sollte aber möglichst ein Team aus **Freiwilligen** bilden, die sich für eine längere Zeit im Spielraum engagieren. **Elternzirkel** vermitteln das Gefühl von Solidarität, bewirken Entlastung und bieten ein gutes Netzwerk für Informationen. Unter den **Arbeitskollegen** findet mancher ungeahnte Ressourcen: Menschen, die froh sind, sich sinnvoll sozial zu engagieren. **Gemeinden** und **Familienzentren** sind gute Anlaufstellen mit Räumen, Angeboten und eigenen Netzwerken. **Gemeinnützige Vereine** unterstützen Eltern darin, die gewählte Therapiemethode durchzuführen, indem sie Räumlichkeiten und Informationen zur Verfügung stellen.

Um finanzielle Unterstützung zu bitten, erfordert mindestens ebenso viel Energie und Durchhaltevermögen. Doch nachzufragen lohnt, und es ist immer wieder erstaunlich, wo und wie man für eine Familie mit autistischem Kind Geldzuwendungen erhalten kann: Stiftungen, Spendenaufrufe (Facebook, YouTube), Benefizveranstaltungen (Konzerte, Theater, Trödel, Büffets).

Lassen Sie sich unterstützen!

Folgende Organisationen können wir uneingeschränkt empfehlen, weil sie gemeinnützig sind, Eltern als Schlüsselfiguren im Interventionsprogramm unterstützen, ihre Fortbildungsangebote auf die Förderung der sozialen Kompetenzen (Blickkontakt, Interaktion, Kommunikation, Flexibilität) konzentrieren und Eltern dafür das nötige Know-how vermitteln. Darüber hinaus lernen die Teilnehmer Strategien für den Aufbau eines Freiwilligen-Teams und der Erschließung anderer Ressourcen. Alle unten genannten Organisationen bieten konkrete Trainingsmodule für eine positive innere Haltung als Basis erfolgreicher Interventionsprogramme an.

Die AuJA Spielräume gUG ist gemeinnützig und darf Spendengelder entgegennehmen und quittieren, auch Spenden für Kinder von betreuten Familien, um damit das Förderprogramm zu finanzieren. Sonderkonditionen bei anderen Organisationen werden weitergegeben.

▸ **AuJA Spielräume gUG**
(haftungsbeschränkt)

Spielraumprogramme
Berlin, Deutschland
→ www.AuJA.org

▸ **Autism Treatment Center of America™**

Son-Rise-Program®
Massachusetts, USA
→ www.AutismTreatmentCenter.org

▸ **Stichting HoriSon**

Contactgericht Spelen en Leren
Enschede, Holland
→ www.horison.nl

Prüfen Sie Ihre innere Haltung zu der Vorstellung, aktiv um Hilfe zu bitten.

Reiz: Ich bitte um Hilfe, Geld oder sonstige Unterstützung.	
Gefühl	
Enthusiasmus Ich rede mit Menschen und bin offen für Vorschläge. Ich probiere aus, lasse mich von anderen inspirieren.	*Ablehnung* Ich bewege mich im bekannten, behördlich/kassenärztlich anerkannten Rahmen. Alles andere wäre betteln.
Glaubenssatz	
pro Akzeptanz Menschen helfen gerne. Ich kann von den Erfahrungen anderer profitieren.	*pro Widerstand* Wenn ich darüber hinaus um Hilfe bitte, hieße das ja, dass ich nicht zurechtkomme.
Innere Einstellung	
„AuJA" Ich durchbreche meine Isolation.	*„oh nein"* Ich zahle Steuern dafür, dass sich der Staat kümmert, wenn ich Hilfe brauche.
Mögliche Konsequenz	
Kompetenz und Handlungsfreude Die Organisation meines Alltags wird einfacher, die Zukunftsperspektive klarer. Ich rede mit Anderen über meine Situation und höre ihre Ansichten. Ich bin nicht mehr allein.	*Passivität* Ich sehe mich als realistisch denkenden Menschen, der akzeptiert, dass nicht viel zu machen ist, dass er sich mit seiner Situation abfinden muss, sich bescheiden muss.

Unsere beste Ressource: fremde Menschen!

Für uns war ganz klar, dass Luka sofort und ein möglichst umfangreiches Spielraumprogramm bei uns zu Hause bekommen sollte. Wäre es nach uns gegangen, hätte unser Kind vom Aufstehen bis zum Schlafengehen gespielt und Zeit mit liebevollen Menschen verbracht ... UND WER GEHT DANN ARBEITEN, KOCHT und WÄSCHT AB? Wir versuchten es zunächst allein, dann baten wir um Unterstützung bei Freunden, Bekannten, Familie, unbezahlt, bezahlt - egal! Mehr oder weniger Fremde gingen für uns Einkaufen, kochten, putzten oder machten auch mal Babysitting. Manche ließen wir mit unserem Kind spielen, viele nicht. Es reichte uns nicht aus. Wir wollten viel mehr Spielzeit für unser Kind! Doch woher nehmen?

Freiwilligenteam ▸ Mission Impossible?

Zuerst sahen wir uns in der Verwandtschaft um. Schnell wurde klar, dass niemand beim Spielraumprogramm mitmachen würde (man hatte selbst zu viel zu arbeiten, eine Scheidung stand ins Haus, andere waren krank oder es bestanden ungelöste Konflikte zwischen uns etc.). So schickten wir einen Flyer mit unserem Anliegen an all unsere Freunde und Bekannten per E-Mail. Das Resultat waren betroffene Antwortschreiben und Mitleidsbekundungen, aber kein einziger Helfer fand sich für unser Spielraumprogramm.

Zwei Wochen später

Wir plakatierten unsere Flyer in der ganzen Stadt und in Hochschulen für Sozialpädagogik. Darauf erhielten wir Anrufe von Eltern autistischer Kinder, die uns ihr Mitleid aussprachen. Sie erzählten uns, wie schwierig es für sie selbst war, dass sie selbst Jahre später beim Gedanken an diese Schwierigkeiten noch immer weinten. Eine einzige am Helferteam interessierte Studentin meldete sich, kam sogar vorbei, hinterließ uns aber am nächsten Tag eine Nachricht auf dem

Antwortbeantworter, dass ihr das alles zu positiv sei (unsere Sicht auf den Autismus und unser au ja! zu den autistischen Verhaltensweisen unseres Kindes). Sie traue es sich nicht zu, selbst jemals eine so positive Haltung einzunehmen wie wir. Schließlich sei Autismus keine positive Sache.

Parallel erfuhren wir über einen Freund, dass unser Flyer an den Hochschulen für Sozialpädagogik mittlerweile von einer Dozentin als Diskussionsgrundlage ihres Unterrichtes benutzt wurde: Er wurde kritisiert, da er den Eindruck hinterließ, hier sei ein Elternpaar, dass keine Lust auf sein eigenes Kind hat, weil autistisch, und deswegen andere Menschen mit ihm spielen lassen will. Wir nahmen die Kritik und Be-/Verurteilung aus der Ferne zur Kenntnis und anstatt dort mit den StudentInnen und DozentInnen zu diskutieren, wie unser Freund es uns nahe legte, spielten wir lieber weiter 40-60 Stunden/Woche mit unserem Sohn - alleine.

Acht Wochen später

Als Nächstes inserierten wir in einschlägigen Berliner Stadtmagazinen und alternativen Anzeigeblättern: Neben einigen Interessensbekundungen boten zu unserer Freude endlich Menschen ihre Hilfe an. Allerdings wollten sie mit Luka im Wald spazieren gehen, gratis eine geistige Heilung geben, mit ihren Hunden zu uns kommen, uns mit in ihren Gebetskreisen unterstützen. Jemand wollte uns klar machen, dass unser Sohn eines von vielen Indigo/Kristallkindern sei, die zur Erde kommen, um ein neues Zeitalter des höheren Bewusstseins einzuleiten; er kommuniziere telepathisch (letzteres stimmte) und kneife uns ins Gesicht, um das Licht hinter unserer menschlichen Hülle zu begreifen (mag sein).

Wir aber wollten ein Spielraumprogramm, damit unser Kind in einem geschützten Rahmen seine sozialen Fähigkeiten trainieren und sprechen lernen konnte. Wir waren (und sind immer noch) der Meinung, dass er so viel erfolgreicher der Menschheit würde helfen können — sofern er das später denn tun wolle. Wo also waren all die Menschen, die gerne mit Kindern spielen?

– WIR BLIEBEN DRAN –

12 Wochen später

Inzwischen hatten wir es geschafft - eine Ergotherapeutin, die auf eine Anzeige geantwortet hatte, zwei Freundinnen und eine Kursteilnehmerin aus unserem Improvisationstheaterkurs hatten wir für unser Programm gewinnen können. Jede war schon mit Luka im Kontakt gewesen und hatte ein erstes Feedback nach dem Spielen mit ihm bekommen. Und so trafen wir uns zur ersten Supervision. Doch schon 2 Wochen später fiel das Team auseinander. Die Ergotherapeutin musste mehr arbeiten (kein Geld), die eine Freundin wollte nur sporadisch (keine Zeit), die andere fand Luka auch ohne dass er sprach ganz toll, und hatte moralische Zweifel, ihm dabei zu helfen das Sprechen zu erlernen (nicht an Bord), und unsere Kursteilnehmerin verschwand für 4 Monate nach China (nicht da). Wir spielten weiter mit Luka – alleine, wir gingen viel in den Wald und zum Reiten mit ihm. Nach über 6 Monaten konnte er Sprache verstehen und in groben Zügen anwenden, aber uns Eltern ging langsam die Luft aus.

16 Wochen später

Endlich war unser Antrag auf Frühförderung genehmigt (Diagnose sei Dank!). Für zehn Stunden pro Woche kam eine Einzelfallhelferin zu uns nach Hause, die offen genug für unseren Ansatz war. Unsere Kursteilnehmerin kam aus China zurück und mit zwei zusätzlichen Helfern starteten wir den 2. Supervisionsversuch: Der Vogel hob ab und blieb in der Luft.

Mission Accomplished!

Freiwillige kamen und gingen. Manchmal waren wir zu fünft im Team. Andere Male waren über 14 ehrenamtliche Helfer am Spielraumprogramm beteiligt. Zu unserer kleinen Gemeinschaft gehörten ab dem 2. Jahr nicht nur Schauspieler, Tänzer, Maler, Ergotherapeuten, Sozialpädagogen, sondern auch Hausfrauen, Großmütter, Computerexperten, Chemiker und Studierende. Mit der Zeit entwickelten wir eine Art sechsten Sinn wer zu uns, Luka und ins Team passte. Luka machte stetig Fortschritte, mal langsamer, mal schneller. Manchmal stagnierte die Entwicklung, zeitweise verlor Luka bereits erworbene Fähigkeiten. Über längere Zeiträume betrachtet entwickelten sich seine sozialen Fähigkeiten aber unübersehbar und kontinuierlich.

Als Fremde betraten die ehrenamtlichen HelferInnen unsere Wohnung und verließen sie als Freunde. Diese Menschen mit viel Enthusiasmus zum ehrenamtlichen Engagement bereicherten nicht nur Lukas Leben, sondern auch das unsere. Ihre Persönlichkeiten, ihre Stärken und Vorlieben beim Spielen, ihre Wertschätzung und Liebe, Aufmerksamkeit, Offenheit und Engagement, Herzlichkeit und jede Menge humorvoller Zeit waren ein großes Geschenk. Wir haben Anstrengung befürchtet und haben Leichtigkeit, Freude und Freunde erhalten. Unsere Dankbarkeit für Eure Unterstützung ist unermesslich!

Mehr Infos und Fotos aus diesen Tagen finden Sie unter → **www.fuer-Luka.de**. Und unter → **www.FilmForLuka.com** gibt es Filmausschnitte (auch zu einem Teammeeting).

Durch die Unterstützung vieler Menschen war es uns möglich, den nächsten ● anzugehen: F R E I R Ä U M E!

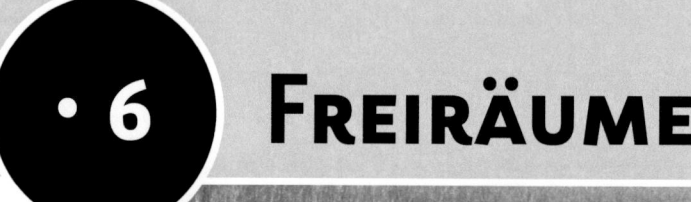

· 6 FREIRÄUME

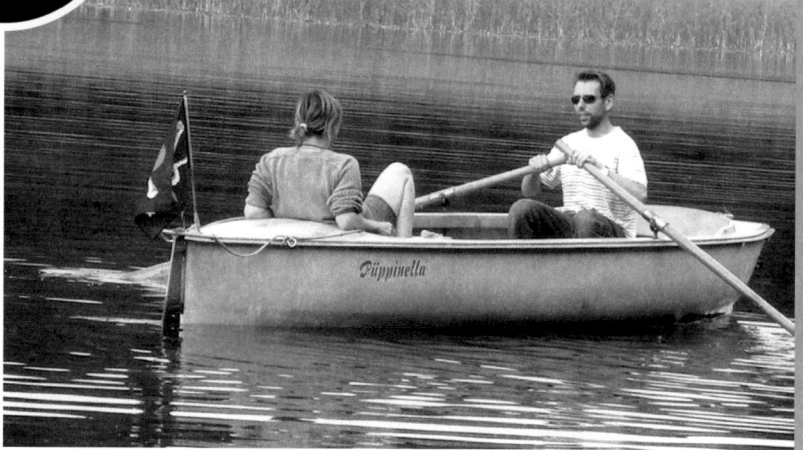

Sorgen Sie für Ihr eigenes Wohlbefinden und verschaffen Sie sich „Me-Myself-and-I-Zeiten".

Sie sind die beste Ressource für Ihr Kind, und damit das auch möglichst lange so ist, dürfen Sie stetig für Ihr eigenes Wohlbefinden sorgen.

Herzlichen Glückwunsch, Sie sind ein Hochleistungssportler. Ihre Disziplin? Autismus-Marathon! Man hört immer mal wieder von Familien, die lediglich einen Sprint hinlegen mussten, und der Autismus ihrer Kinder war nicht mehr diagnostizierbar (Wäre das nicht schön?). Oftmals aber ist es ein Marathon, und nicht immer können die Kinder ihren Autismus vollständig kompensieren. Akzeptieren Sie von vornherein, dass Ihr Familienleben anders ist; richten Sie sich möglichst dahingehend ein, dass Sie gut für sich selbst sorgen, *unabhängig davon, wie schnell (oder langsam) sich Ihr Kind entwickelt.*

Wenn erst mal das geschafft ist, dann…

Wenn mein Kind erst mal sprechen gelernt hat, dann nehme ich mir eine Auszeit. Wenn ich erst mal diese biomedizinische Behandlung mit meinem Kind durch habe, dann gönne ich mir einen Urlaub. Wenn mein Kind erst mal in den Kindergarten (in der Schule) angekommen ist, dann aber dann…

Kommt Ihnen das irgendwie bekannt vor? Wir begraben unsere eigenen Bedürfnisse unter dem Wäschehaufen der gewaschen, dem Essen das zubereitet werden will, unter dem Berg von Terminen von Arzt- und Therapiebesuchen für das Kind. Wir Eltern autistischer Kinder haben eine Riesenherausforderung. Den Autismus unseres Kindes? Weit gefehlt! Es ist unser schlechtes Gewissen, es sind unsere Ängste.

Das schlechte Gewissen flüstert uns ein „*Es ist nicht genug, was Du für Dein Kind tuhst!*" Und die Angst fügt hinzu: „*Es ist nicht das Richtige – Du hast es falsch gemacht.*" So, oder ähnlich. Das schlechte Gewissen geht Hand in Hand mit unserer Urangst, was wohl aus unseren Kindern werden soll, wenn wir mal nicht mehr da sind. Sie sind ein gutes Team! Deswegen: Jetzt ranklotzen – koste es, was es wolle. Perfekt ist unser Hamsterrad.

Und wir rennen und rennen und rennen uns vielleicht nicht gleich zu Tode, aber entwickeln so manches Magengeschwür, Hämorriden, bekommen vorzeitig graues Haar, die eine oder andere Depression, ein wenig Burn-Out, na ja oder eben doch einen Herzinfarkt. Unsere Schnellschussstrategien im Hamsterrad? Fastfood, Fernsehen, DVD, Computerspiele, Alkohol, Zigaretten etc.. Wir legen unser Sexualleben auf Eis, unsere Ehen degenerieren zu Zweckgemeinschaften, Partnerschaften gehen in die Brüche, der Kontakt zu unseren Freunden dünnt sich auf das eine oder andere (Jammer-) Telefonat aus. Wenn wir uns dann doch mal eine Auszeit gönnen, dann immer mit der Angst, dass die Rechnung dafür doppelt so hoch ausfällt. Also „klotzt man am nächsten Tag doppelt ran". Und die Hamster-Rallye beginnt von vorne.

Nur aus einem vollen Teich kann man schöpfen! Sorgen Sie dafür, dass Ihr Teich gefüllt bleibt. Durchbrechen Sie den Kreislauf, und machen Sie Schluss mit dem schlechten Gewissen − je früher, desto besser, am allerbesten jetzt sofort!

Setzen Sie sich an die erste Stelle. Nicht an die zweite, dritte oder vierte. Sie haben es richtig gehört. An die erste Stelle. Nicht nach Ihrem Mann, Ihrer Frau, auch nicht nach Ihrem Kind. Lernen Sie glücklich „nein" zu sagen. Ein glückliches „nein danke!" ist genauso wichtig wie ein „au ja!". Ohne lange Rechtfertigungen oder „akzeptable Gründe" in Form von Migräne, Erkältungen, chronischen Krankheiten etc. − wir müssen nicht erst am Boden zerstört sein, bevor wir uns selbst die Erlaubnis erteilen, dass wir uns hinlegen, Freunde treffen, joggen oder ins Kino gehen dürfen.

Geben Sie sich die Erlaubnis zu Freiräumen, erst dann werden Sie sich auch welche erschaffen. Und die Erlaubnis zu Freiräumen und entsprechenden Handlungen stehen und fallen, wie alles vorher in diesem Leitfaden, mit unserer inneren Haltung und den darunter liegenden Glaubenssätzen.

Reiz: Freiraum nur für mich!?

Gefühl	
Enthusiasmus	*ärgerlich oder bedrückt*
Ich nehme mir Auszeiten und plane regelmäßigen Freiraum mit Freude und Enthusiasmus im Alltag mit ein.	Ich gönne mir keinen Freiraum; falls doch dann habe ich währenddessen oder im Anschluss ein schlechtes Gewissen.

Glaubenssatz	
pro Akzeptanz	*pro Widerstand*
Freiraum für mich ist auch ein Geschenk für mein Kind. Denn nur nachdem ich gut für mich und meine Bedürfnisse gesorgt habe, bin ich in der Lage, hundertprozentig Energie zu geben. Gelassene und zufriedene Eltern haben eine größere Chance, gelassene und zufriedene Kinder zu erziehen.	Mein Kind akzeptiert keine andere Person als Betreuung. Die Organisation meiner Auszeit wäre so aufwändig, dass ich lieber zu Hause bleibe. Für mich selbst bleibt keine Zeit übrig. Das Geld wird für Therapien und Ausstattung gebraucht. Um aufzutanken, müsste ich mehrere Wochen/Monate am Stück haben.

Innere Einstellung	
„AuJA"	*„oh nein"*
Zeit nur für mich, in der ich auftanken kann, kommt in meiner Wochenplanung an erster Stelle!	Das kann ich mir weder zeitlich noch finanziell leisten – abgesehen davon ist es egoistisch.

... →

Mögliche Konsequenz	
Auftanken und Gesundheit	*Burn Out / Depression*
Ich bin ausgeglichener und stabiler. Ich verbringe gerne Zeiten mit meiner Familie und mit meinem besonderen Kind, ich tue dies bewusst und nicht weil es meine Pflicht ist. Ich bin voll da, nicht nur anwesend.	Ich bin ohne Unterlass aktiv, um meine To-do-Listen abzuarbeiten. Manchmal bin ich vorwurfsvoll und schlecht gelaunt oder brauche viel Energie, um mir nichts anmerken zu lassen. Meine positiven Gefühle für meine Familie werden schwächer.

Ist es nicht interessant, dass am Ende des Tages der Mensch, der gut zu sich selbst war, indem er für seine eigenen Bedürfnisse gesorgt hat, emotional verfügbarer für seine Umgebung ist, als derjenige, der sich selbst vernachlässigte, oftmals mit der Begründung „Ich muss für mein Kind sorgen!"!?

Wir glauben, die Regelmäßigkeit macht es – regelmäßige 60 Minuten täglich oder regelmäßig zweimal wöchentlich drei Stunden oder eben einmal pro Woche ein ganzer Tag. Regelmäßig genommen kommen Sie bei einem Tag pro Woche auf 52 Tage im Jahr Me-Time!!! Na, wie klingt das?

WAS WIR ERLEBTEN

Wie wir lernten, gut zu uns zu sein.

Wir sind freiberuflich tätig, stehen selbst auf der Bühne oder setzen andere Menschen in Szene, konnten uns eine Krankheit, einen Urlaub oder eine längere Auszeit gerade so leisten. Eine Schwangerschaft, eine kurze Elternzeit, hielten wir für eine kalkulierbares Risiko. Denn wie heißt es so schön „Es ist nie der richtige Zeitpunkt für ein Kind – dann können wir genauso gut jetzt eines bekommen"...

Schon vor Christianes Schwangerschaft hatten wir keine Hobbys gepflegt. Das fiel nicht weiter auf, denn schließlich liebten wir unsere Arbeit, fanden im Theater unsere Erfüllung. Als wir ein Kind mit Behinderung bekamen, fiel unser kleines Kartenhäuschen vom „kalkulierbaren Risiko" ganz schnell zusammen. Deniz war plötzlich Alleinverdiener, und wir wollten anstelle der hiesigen (geförderten) Therapien andere Maßnahmen für Luka ergreifen, die wir als sinnvoller empfanden, die aber alle eigenfinanziert werden mussten. Kind mit Behinderung, Geldsorgen und dann auch noch Zeit fürs Vergnügen? Undenkbar! Zu den zahlreichen Herausforderungen des Alltags kamen plötzlich massive Zukunftsängste.

Talfahrt

Angespornt durch verschiedenste Erfolgsgeschichten, entwickelten wir die Vorstellung, dass wir unser intensives Interventionsprogramm mit Luka lediglich für drei Jahre würden aufrechterhalten müssen, dann wäre unser Kind neurotypisch, der Autismus nicht mehr diagnostizierbar – ganz so wie z. B. bei Raun Kaufman. Getrieben von der Sorge um die Entwicklung unseres Kindes und verfolgt von der Angst um unsere (finanzielle) Sicherheit flüchteten wir uns in Aktionismus: Fundraising für Lukas Therapie, Vereinsgründung, eine Internetseite, um ein Spielraumteam aufzubauen, Benefizveranstaltungen, Interviews, Fernsehen und immer wieder Menschen, die aus beruflichem oder wissenschaftlichem Interesse den Weg in unsere Wohnung fanden. Bei uns war immer etwas los. Aber fiel die Wohnungstüre hinter dem letzten Gast zu, war jeder von uns beiden oftmals sehr allein mit sich, mit dem Kind und den eigenen Sorgen und Ängsten. Wir gingen unterschiedlich damit um:

Methode „Augen zu und durch!"

Christiane zog sich zunehmend vom Bühnenleben zurück, legte den Fokus auf das Interventionsprogramm für Luka. In ihrer Vorstellung würde dies maximal drei Jahre dauern – solange würde die Karriere schon warten können! So inszenierte sie Küchen- und Badewannenshows für das Kind. Sie sehnte sich nach Applaus von vielen und übte sich darin, ihn sich allein zu geben. Sie träumte von Freiheit, Unabhängigkeit und kreativer Arbeit und wachte in einem (wie sie fand) Gefängnis von Wäsche, Küche, Heim und Kind auf. Mit Durchhalteparolen wie „temporär extreme Maßnahmen schaffen permanente Ergebnisse" hielt sie ihre Frustration in Schach, schimpfte oder jammerte über Kochtöpfen anstatt sich mit Freunden zu treffen. Sie biss die Zähne zusammen und machte weiter im Protokoll. Der Möglichkeit, dass Lukas Behinderung sich lediglich verbessern, aber u. U. nie ganz verschwinden würde, wollte Christiane sich lange Zeit nicht stellen.

Methode „Fühlen, was ist!"

Deniz half sich damit, für einen festen Zeitraum im geschützten Rahmen täglich alle Gefühle und Erschöpfungszustände ganz bewusst zu akzeptieren. Sie zu fühlen, anstatt sie zu bekämpfen oder zu bewerten und im 2. Schritt durch Aktionen auszurücken war das Ziel. Mit einem Handtuch, einem Wecker und Kissen bewaffnet ging es über mehrere Wochen hinweg ins Badezimmer. Es wurde geschrien (ins Handtuch), geschlagen (ins Kissen oder in die Luft) und geweint (in Beides) für 10 Minuten. Danach baute sich Deniz die verbleibenden 5 Minuten systematisch wieder auf, indem er an seinen zehn Fingern abzählte, wofür er im Leben dankbar war. Er ballte seine Faust und machte sich der Wertungen und Verurteilungen seiner selbst und seiner Mitmenschen gegenüber bewusst (Verurteilung benennen und akzeptieren), anschließend öffnete er sie, um die Verurteilungen und Bewertungen loszulassen. Er holte sich ins Hier und Jetzt, indem er seinen Körper von den Zehenspitzen aufwärts bis zum Scheitel als

Ganzes spürte und stärkte damit seine Präsenz. Er lobte sich selbst oder seine Mitmenschen für das, was er oder sie heute schon geleistet hatten, sei es auch noch so unscheinbar gewesen.

Abschließend gab er sich von der Skala 1-10 eine Zahl, die dem augenblicklichen Glückszustand entsprach: Bei 0 war er todunglücklich, bei 10 im Elysium. Und manches Mal wählte er sich mittels purer Willenskraft auf die Stufe 10, lächelte sich im Spiegel an, verließ das Badezimmer und widmete sich wieder den Alltagsangelegenheiten.

Aber egal welchen Umgang wir mit unseren Emotionen pflegten, dadurch, dass wir beide die Agenda „Weitermachen" hatten, war das Resultat für jeden von uns bestenfalls kurzfristig befreiend.

Wir entwickelten eine Arbeitsgemeinschaft, in der keine Zeit für Zweisamkeit und liebe Worte vorgesehen war. Die gemeinsame Vision von „nach drei Jahren ist der Spuk vorbei, und alles wird gut" hielt uns bei der Stange. Jeder überlebte auf seiner Seite des Spielfeldes. Unsere Sichtweise „der Autismus ist unser Problem aber auch unsere Mission" definierte uns als Paar und als Familie. Doch schon vor Ablauf der „magischen drei Jahre" kamen wir drastisch an unsere physischen und psychischen Grenzen. Verstärkt hatten wir Erschöpfungszustände, lagen mit Migräne, Magenschmerzen oder anderen Krankheiten im Bett. Immer häufiger stellten wir unser Vorgehen in Frage: Was, wenn unser Kind nicht die volle Strecke schaffte? Wie wollten wir leben? Wie sehr belasteten wir Luka, wenn wir unser Wohlbefinden von seinen Fortschritten abhängig machen?

Es war klar, dass wir uns verändern mussten und zwar möglichst schnell. Unsere eigenen Wünsche und Bedürfnisse brauchten Raum im Lebensplan mit Luka. Im Jetzt und Heute, unabhängig von Lukas Entwicklung wollten wir glücklich sein. Das wurde für uns der Schlüssel zum Glück.

„Scheiter heiter – und mach' weiter"

Wir experimentierten mit der Schaffung von Freiräumen: Ganze Tage, regelmäßige Termine, allein oder zu zweit, „so wie's kommt", ein paar Stunden oder einfach mal die Tür schließen. Wir starteten groß: Jeder von uns bekam einen Tag in der Woche frei, an dem er machen konnte, was er mochte, der andere war für Luka zuständig. Anfangs war das ein wunderbares Gefühl, doch mit der Zeit stellten wir fest, dass wir unser Glücklichsein davon abhängig machten, ob wir einen freien Tag wirklich bekamen oder nicht (weil z.B. der Partner krank war oder ein Job Prioritäten hatte). Die Arbeit an unsere Einstellung half uns, nur mit einem halben Tag, ein paar Stunden, oder mal auch nur mit 15 Minuten zufrieden sein zu können. In Urlaubszeiten oder bei hohem Krankheitsstand unserer Freiwilligen, wechselten wir Eltern uns alle 15 Minuten im Spielraum mit Luka ab, während der andere seine freie Zeit so intensiv wie möglich für sich nutzte.

Im Hinblick auf regelmäßige Auszeiten war die Sehnsucht nach Verlässlichkeit groß, aber unser Arbeitsleben war von wechselnden Zeiten geprägt und erforderte ständige Flexibilität - Bereitschaft zu verzichten. Anfangs hatte jeder von uns eine recht feste Vorstellung davon, wie die eigene Freizeit auszusehen hat. Wich die Realität von der eigenen Erwartung ab, weil etwas dazwischen kam, setzte schnell die Angst ein, zu kurz zu kommen. Wir blieben dran, für regelmäßige Auszeiten zu sorgen (eine unserer besseren Ideen war übrigens, eine zeitlang eine Köchin zu engagieren), gleichzeitig trainierten wir unseren Umgang mit Misserfolgen und dem damit einhergehenden Unmut. Ein neuer Prozess war in Gang gesetzt worden. Wir hatten begriffen, wie wichtig der pflegliche Umgang mit unseren persönlichen Ressourcen war und verfolgten das Ziel beharrlich.

Und die Rechnung ging auf:
Wir hatten uns neu gefunden, als Paar und als Familie.

Der 2. April ist
Welt-Autismus-Tag!

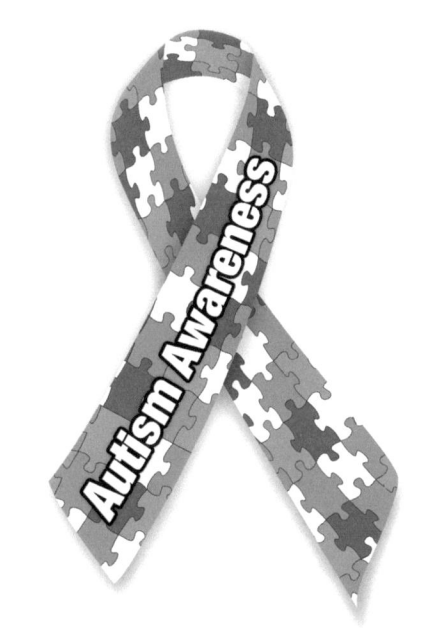

Dankeschön

Im August 2013 feierten wir eine „Luka-sagt-Danke"-Party, zu der wir alle Menschen einluden, die uns auf unserem Weg unterstützend zur Seite gestanden hatten – ES WAREN SEHR VIELE! Sie waren im Spielraum, am Herd, halfen bei den Finanzen, den Benefizveranstaltungen, gründeten mit uns einen Verein, klopften Schultern, hörten zu, kauften ein, bastelten, computerten, unterstützten beim Schreiben dieses Buches u. v. m. Ursprünglich wollten wir alle namentlich nennen – wir kapitulieren voller Demut vor der Menge an Wohlwollen und Hilfe, welche uns zuteil wurde!

Wir denken in Liebe und tiefer Dankbarkeit an jeden einzelnen von Euch, die Ihr uns in der Vergangenheit begleitet habt bzw. auch noch heute unterstützt. Jeder war ein Geschenk und eine Quelle der Inspiration. Ihr alle gabt Lukas Spielraumprogramm Struktur, Halt, Beständigkeit und eine Vielfalt, die in ihm das Vertrauen und die Lust auf Mehr – auch außerhalb der vertrauten Umgebung – wachsen ließ.

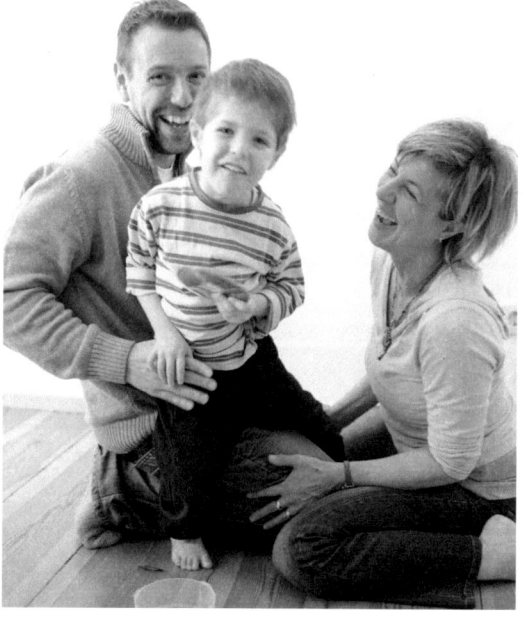

Heute besucht Luka eine Regelschule, spielt mit Gleichaltrigen in der Kinderbasketballgruppe von ALBA Berlin. Er verabredet sich mit Klassenkameraden zum Fahrradfahren und liebt Pyjama-Parties mit seiner Freundin Ronja. Unser Sohn ist zu einem spontanen, kooperativen, kommunikativen, teamfähigen Kind geworden, das seine sozialen

Fähigkeiten, die er sich in seinem Spielraum aneignen konnte auch in einer stimulierenden Umgebung beibehält.

Das ist kein Zufall, sondern das Ergebnis des Spielraumprogramms.   Ein Prozess, der von vielen getragen wurde. Wir haben als Eltern an Lukas Potenzial geglaubt und auch daran, dass es für seine Entwicklung keine Grenze gibt - vorausgesetzt er findet dafür die optimalen Rahmenbedingungen, welche in diesem Buch vorgestellt wurden.

Wir wünschen allen Spielraum-Familien auf der Welt Mut, Kraft und Zuversicht.

Christiane, Luka und Deniz Döhler

AuJA Spielräume gUG
(haftungsbeschränkt)

Erich-Weinert-Str. 27
10439 Berlin
Germany

Tel +49 (30) 43 20 39 00
E-Mail: info@AuJA.org
→ www.AuJA.org

Die Autoren

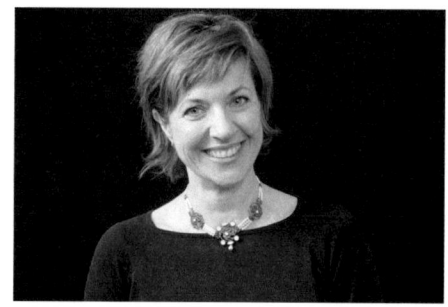

Christiane Döhler
Jahrgang 64

freie Spiel- und Theaterpädagogin, Schauspielerin und Coach
Mitbegründerin des Berliner Fernreiseveranstalters Geoplan Touristik GmbH,
dort tätig bis 1998.
Mitbegründerin des Improtheaters Berlin. Seit 1999 tätig als Schauspielerin
und Coach für Unternehmen, an Schulen und Kindergärten, in Psycho- und
Ergotherapiepraxen.
Referentin für Fortbildungen zu den Themen Autismus, Teambildung und
Kreativtätsförderung, Förderung sozialer Kompetenzen und Sprachbildung.
Mutter eines autistischen Kindes. Weiterbildungen am Autism Treatment
Center of America™ zu kindzentrierten Spielraumförderung.
Gründungsmitglied des gemeinnützigen Vereins „Artists meet Autism e.V." -
Künstler helfen Autisten in 2008.
Seit 2012 Geschäftsführerin der AuJA Spielräume gUG (h.b.) als Ehrenamt.

Mehr Information zu unseren aktuellen Aktivitäten, Workshops,
Trainings und Seminaren finden Sie

‣ rund um das Improvisationstheater unter
→ **www.ImprotheaterBerlin.de**

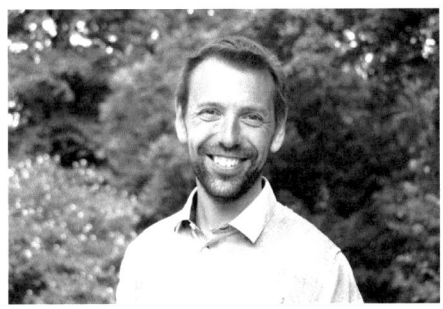

Deniz Döhler
Jahrgang 76

Deutsch-Türkischer Spiel-/Theaterpädagoge, Trainer und Coach
Spielt und unterrichtet Improvsiationstheater seit 1994.
Seit 1999 tätig an Schulen in den Brennpunktbezirken von Berlin und Bremen,
sowie in Kindergärten, an Universitäten, in sozio-kulturellen Einrichtungen,
Unternehmen und Behindertenwerkstätten.
Referent in der Lehrer-, Ärzte- und Erwachsenenfortbildung zu den Themen
Autismus, Sprachbildung, interkulturelle Kommunikation, Innovation und
Integration.
Co-Preisträger des Bremer Förderpreises für Integration (2008)
Vater eines autistischen Kindes und Einzelfallhelfer für autistische Kinder
Gründer und Vorsitzender des gemeinnützigen Vereins „Artists meet Autism
e.V." - Künstler helfen Autisten
Seit 2012 Geschäftsführer der AuJA Spielräume gUG (h.b.)

▸ zum Thema Autismus unter
　　→ **www.AuJA.org**
　　→ **www.facebook.com/autismus.akzeptieren**

Spenden

Sämtliche Verkaufseinnahmen, welche mit diesem Buch (abzüglich der Druck- und Versandkosten) erzielt werden, gehen an das gemeinnützige Unternehmen AuJA Spielräume gUG (haftungsbeschränkt). Mit dem Kauf des 6-Punkte-Leitfadens unterstützen Sie automatisch unsere Arbeit bzw. ein Spielraumprogramm für ein besonderes Kind.

Wollen Sie darüber hinaus unsere gemeinnützige Arbeit unterstützen?
Spenden Sie auf das Konto der

AuJA Spielräume gUG
bei der GLS Bank
      BIC: GENODEM1GLS
      IBAN: DE65 4306 0967 1143 5827 00

Verwendungszweck: „Spende" unter Angabe ihrer vollständigen Postanschrift

Aufgrund unserer Gemeinnützigkeit sind Spenden für Sie steuerlich absetzbar. Für die Übersendung von Spendenbescheinigungen (im Januar des Folgejahres) benötigen wir Ihren Adressvermerk auf der Überweisung.

An dieser Stelle bedanken wir uns für das Sponsoring des Lektorates bei Micaëla Grohé, der Gestaltung durch macro – alias Mirko Fichtner und der Kosten für den Druck der ersten Auflage bei Moving Child gGmbH.

Studien, Literatur & Infos

Thema Diagnose

- Checklisten für Autismusdiagnostik:
    - → www.autismus-nord-ost.de/autismusdiagnostik-checklisten.aspx

- Eine umfangreiche Adressliste mit Anlaufstellen für Diagnostik und Therapien sowie kurzen Erfahrungsberichten erhält man als pdf bei Reha-Kids unter
    - → www.rehakids.de/phpBB2/ftopic44453.html

- Internetseite zu Pflegeleistungen:
    - → www.pflege-abc.info/pflege-abc/artikel/pflegestufen_kinder.htm

Thema Spielraum

- **What You Can Do Right Now to Help Your Child with Autism**, *Jonathan Levy* ISBN 13-978-14022091855, April 2007 Internetseite:
    - → www.AutismProfessional.com

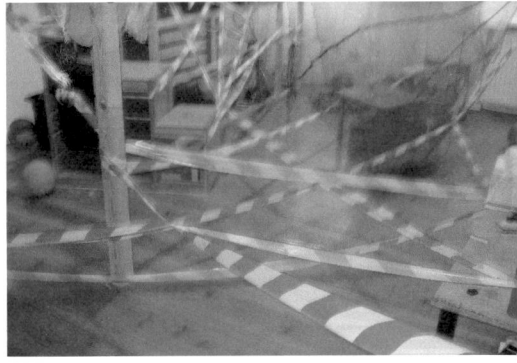

- **Autism Breakthrough: The Groundbreaking Method That Has Helped Families All Over the World**, *Raun K. Kaufman* ISBN-13: 978-1250041111, April 2014 Internetseite: → www.AutismBreakthrough.com

Studien über Spielraumprogramme

Mittlerweile liegen die ersten Studien vor:

1. Eltern konnten durch Seminare und Coachings in die Lage versetzt werden, ein eigenes Spielraumprogramm für ihr Kind zu etablieren und damit die sozialen Kompetenzen ihrer Kinder stärken. (Son-Rise, siehe → www.AutismTreatmentCenter.org/media/pdf/srp_parent_training_web_version.pdf)

2. Kinder, die eine Spielraum-Intensiv-Woche bekamen zeigten einen signifikanten Anstieg in Bezug auf die sozialen Kompetenzen. → www.AutismTreatmentCenter.org/contents/reviews_and_articles/northwest-university-study.php

Diese Studien untermauern Grundprinzipien, die auch unserem AuJA-Ansatz entsprechen, wie:
  ▸ Etablierung eines optimalen Lernumfeldes für ihr Kind
  ▸ Schaffung einer optimalen Sozialen-Lern-Umgebung
  ▸ Ein kindzentierter Ansatz fördert die Motivation für soziale Interaktion
  ▸ Eine positive innere Haltung begünstigt eine tiefere soziale Beziehung
  ▸ Das Partizipieren und Mitmachen der exklusiven und stereotypen Verhaltensweisen Ihres Kindes begünstigt soziale Interaktion

Wir hoffen auf viele weitere Studien! Bis dahin alle Macht den Eltern!